Jugos para principiantes

Recetas fáciles y deliciosas de jugos para perder peso, recuperar energía, desintoxicarse, combatir el envejecimiento y mucho más

Dana Dittman

Tabla de contenidos

Introducción

¿Quieres perder peso sin recurrir a exigentes dietas extremas? ¿Deseas comer de modo balanceado y nutritivo, pero no tienes tiempo para cocinar? ¿Vives con prisa y buscas ideas para comer más saludable? Bueno, ¿qué tal si te digo que puedes obtener toda la nutrición necesaria en tan solo un par de minutos? ¡Sí, lo has oído bien! ¡Puedes lograrlo a través de los jugos!

A través del jugo se puede extraer los nutrientes de verduras y frutas. Cuando haces jugo, obtienes alimento, pulpa y semillas. El resultado final contendrá una gran cantidad de minerales, antioxidantes y vitaminas.

Puedes exprimir las verduras y frutas con un exprimidor o una licuadora. Lo mejor es elegir entre un exprimidor centrífugo o uno de prensado en frío. El primero muele la verdura y la fruta desde la pulpa mediante una cuchilla de corte. La hoja se mueve a una velocidad muy alta y el centrifugado separa la parte sólida del jugo. El segundo tritura la fruta y la verdura y los presiona lentamente, para extraer la mayor cantidad de jugo de los ingredientes. Si bien el proceso de extracción de jugos es diferente, la calidad nutricional es la misma.

¿Por qué crees que la gente bebe jugo? El jugo tiene la mayoría de los alimentos que una persona necesita y puede ser utilizado como suplemento para las comidas. Si estás haciendo dieta y quieres limitar el consumo de alimentos poco saludables, puedes optar por sustituir tus comidas con jugos. Puedes incrementar tu ingesta de nutrientes, que normalmente no consumirías de otra manera. Algunas personas también usan los jugos para desintoxicarse y limpiar su cuerpo. Puedes limitar los alimentos sólidos y beber solo jugo al menos tres veces a la semana. Esto limpiará tu cuerpo y te ayudará a eliminar toxinas.

Por desgracia, la mayoría de las personas no consumen suficientes nutrientes en su dieta. Además, la mayoría de los alimentos que consumimos actualmente no tienen el nivel de nutrientes requeridos, debido a los métodos utilizados para transportar los productos al supermercado, o por su procesamiento. En la actualidad, las personas están bajo estrés constante y permanecen en ambientes contaminados. Esto también aumenta la necesidad de nutrientes del cuerpo.

Las verduras y las frutas son ricas en antioxidantes, compuestos vegetales, minerales y vitaminas. Estos te protegen de diferentes enfermedades y mantienen tu cuerpo sano. Si no puedes consumir la cantidad requerida de verduras y frutas en tu dieta, la mejor manera de hacerlo es a través de jugos. De acuerdo a un estudio realizado, cuando las personas consumieron jugos mixtos de frutas y vegetales mejoraron los niveles de nutrientes de vitamina C, selenio, vitamina E, ácido fólico y betacaroteno (Kiefer I et al., 2004). También mejoraron los niveles de antioxidantes, ácido fólico, vitamina E, vitamina C y betacaroteno cuando bebieron jugos concentrados en polvo mezclados y jugos frescos de verduras y frutas (Esfahani et al., 2011).

¿Los jugos pueden protegerte de las enfermedades?

Las verduras y frutas enteras aumentan la inmunidad de tu cuerpo y reducen el riesgo de numerosas enfermedades. Los beneficios de las verduras y frutas se deben al contenido de fibra y antioxidantes en ellas. Y como los antioxidantes están ligados a la fibra, necesitarías consumir bastante para que sean absorbidos por tu sistema digestivo.

Una ingesta significativa de verduras y frutas puede mejorar tu salud de muchas maneras. Los jugos frescos de frutas y verduras pueden reducir el riesgo de enfermedades cardíacas, niveles de colesterol y presión arterial. Además, estos jugos también pueden reducir los marcadores de estrés oxidativo y homocisteína, mejorando así tu salud cardiovascular.

¿Es importante incluir fibras?

Como se mencionó con anterioridad, cuando preparas jugos, los separas de la pulpa, que contiene mucha fibra. Veamos algunos de los beneficios de la fibra:

- Un incremento del consumo de fibra disminuye la diabetes tipo 2, el riesgo de enfermedad cardíaca y la obesidad.

- Cuando aumentas el consumo de fibra en tu dieta, puedes disminuir los niveles de colesterol y de azúcar en sangre.

Beber jugo de manzana redujo los niveles de colesterol malo o LDL en un 6,9 % (Ravn-Haren et al., 2013). Según el equipo, este efecto se debe a la fibra que se encuentra en las manzanas. La investigación también concluyó que las personas se sienten satisfechas cuando consumen la fibra requerida de frutas y las verduras.

Esto nos lleva a la pregunta: «¿Debería agregar fibra a mi jugo?». Definitivamente sí, debes agregar fibra al jugo. La cantidad de fibra que debes agregar dependerá del tipo de electrodoméstico que utilices. Puedes incluir la fibra del exprimidor en el jugo o incluso agregarla a otros alimentos, en vez de desperdiciarla.

Algunos consejos para exprimir antes de empezar:

- Lavar todos los ingredientes antes de usarlos; no es necesario secarlos.
- Al hacer el jugo o licuar comienza siempre por los ingredientes más delicados: como hierbas y hojas verdes.
- Luego, continúa con las verduras blandas y frutas: como tomate, bayas, etc.
- Completa con verduras y frutas duras: como apio, manzanas, etc.
- Bebe tu jugo fresco una vez que lo prepares.
- Los jugos pueden beberse en cualquier momento del día y funcionan como sustitutos de cualquier comida.
- Para que tu camino hacia los jugos sea un éxito, asegúrate de tener al menos una comida nutritiva todos los días.

Ahora que tienes una noción precisa sobre jugos, sumérgete en este libro para aprender más sobre lo que puedes hacer con diferentes frutas y las verduras. Durante el transcurso de este libro, te encontrarás con diferentes recetas que puedes utilizar para preparar jugos y elegir el mejor para ti, según el problema que desees tratar. Aprenderás sobre diferentes recetas para tratar tu piel, depurar tu sistema, reducir el riesgo de enfermedades cardíacas, reducir el riesgo de cáncer y mucho más.

Gracias por haber adquirido este libro. Espero que obtengas toda la información que estás buscando.

CAPÍTULO 1

Jugos para la vista

En este capítulo, encontrarás recetas para mejorar tu vista. Las verduras y frutas de estas recetas son ricas en vitamina A y otros nutrientes necesarios para mejorar tu función ocular. Varias de las recetas contienen zanahorias ya que este vegetal contiene grandes cantidades de betacaroteno. Tu cuerpo transforma este compuesto en vitamina A y esta vitamina puede mejorar la salud de tus ojos. Las remolachas contienen zeaxantina y luteína, compuestos que benefician a la salud de la retina. Otros ingredientes utilizados en recetas son ricos en bioflavonoides, que también ayudan a mejorar tu visión y tu salud ocular.

Las bayas también contienen diferentes antioxidantes y estos ayudan a reducir el estrés oxidativo. Es importante ingerir alimentos ricos en antioxidantes para mejorar la vista. A medida que envejecemos, diferentes partes del ojo comenzarán a deteriorarse, pero los antioxidantes y otros nutrientes en las bayas pueden demorar este proceso. Estos ingredientes también pueden preservar tu salud ocular. Lo mejor es tener tantos colores naturales en tu plato como sea posible.

Jugo para el brillo de los ojos

Porciones: 1

Tamaño de la porción: 150ml (solo necesitarás un pequeño *shot*)

Ingredientes:

- 2 tazas de perejil
- 2 tazas de hojas de rúcula y lechuga
- 2 zanahorias
- 2 tazas de espinaca
- 4 hojas grandes de kale

Modo de preparación:

1. Lava todos los vegetales y córtalos en trozos.
2. Coloca el perejil, la lechuga, las zanahorias, las espinacas y el kale en un exprimidor. Extrae el jugo.

3. Otra alternativa es mezclar todos los ingredientes en una licuadora con un poco de agua, hasta que quede diluido. Cuela el jugo.

4. Sirve el jugo en un vaso.

Jugo de apio, zanahoria y espinaca

Porciones: 2

Tamaño de la porción: 1 taza

Ingredientes:

- 8 zanahorias medianas, peleadas y picadas
- 2 atados de espinaca picados
- 6 tallos de apio picados

Modo de preparación:

1. Lava las verduras y córtalas en pedacitos. Pon todos los ingredientes juntos en un exprimidor o juguera.

2. Sirve en vasos con hielo picado.

Jugo de espinaca, kale y brócoli

Porciones: 1

Tamaño de la porción: 1 taza

Ingredientes:

- 1 cucharadita de semillas de chía
- 1 taza de hojas de kale
- 1 taza de hojas de espinaca
- 1 ½ taza de agua
- 2 manzanas verdes
- 10 arbolitos de brócoli

Modo de preparación:

1. Cocina el brócoli al vapor durante dos minutos.
2. Mientras el brócoli se cocina, lava las hojas verdes, las manzanas y córtalas en pedacitos.
3. En una licuadora, añade el brócoli, las manzanas, las hojas verdes, las semillas de chía y el agua. Luego licúa bien.
4. Cuela el jugo en un vaso alto y sirve.

Tratamiento de zanahoria

Porciones: 2

Tamaño de la porción: 1 vaso

Ingredientes:

- 2 naranjas
- 4 remolachas
- 2 tazas de espinaca
- ¼ col morada
- 6 zanahorias
- jugo de limón
- 1 taza de trozos de piña fresca

Modo de preparación:

1. Lava todas las verduras y frutas. Corta las verduras en pedacitos.
2. Pela las naranjas y separa los gajos.
3. Añade en la licuadora todas las frutas y verduras. Extrae el jugo.
4. Sírvelo en dos vasos altos.

Jugo de naranja y jengibre

Porciones: 2

Tamaño de la porción: 1 taza

Ingredientes:

- 6–7 zanahorias
- 2 pulgadas de jengibre fresco
- 4 naranjas

Modo de preparación:

1. Lava las naranjas, las zanahorias y el jengibre. Corta las zanahorias en pedacitos.
2. Pela las naranjas y separa los gajos.
3. En una juguera pon las naranjas, las zanahorias y el jengibre. Extrae el jugo.
4. Pon en vasos altos y sirve.

Jugo de zanahoria, pepino y apio

Porciones: 2

Tamaño de la porción: 1 taza

Ingredientes:

- 2 atados de perejil
- 4 tallos de apio picados
- 1 pepino picado
- 6 zanahorias medianas picadas

Modo de preparación:

1. Lava las verduras y corta en pequeñas piezas.
2. En una juguera pon todas las verduras.
3. Sirve en vasos. Agrégale hielo picado.

Jugo tropical de zanahoria y manzana

Porciones: 2

Tamaño de la porción: 1 taza

Ingredientes:

- 1 taza de papaya picada
- 8 zanahorias medianas
- 2 manzanas grandes sin el corazón
- 2 tazas de trozos de piña fresca
- 2 pulgadas de jengibre fresco
- 1 kiwi

Modo de preparación:

1. Lava el jengibre, las zanahorias, las manzanas, el kiwi y corta en pedacitos.
2. En una juguera, pon juntas las zanahorias, las manzanas, el kiwi, la piña, la papaya y el jengibre. Extrae el jugo.
3. Sirve en vasos. Si lo deseas, puedes agregar algunos cubitos de hielo.

Jugo de zanahoria y cilantro

Porciones: 1

Tamaño de la porción: 1/2 taza

Ingredientes:

- 4 zanahorias picadas en pedacitos
- jugo de limón
- 2 tazas de cilantro picado
- Sal negra del Himalaya para saborizar (opcional)

Modo de preparación:

1. En la juguera, coloca las zanahorias y el cilantro, extrae el jugo.
2. Pon en un vaso. Añade jugo de limón, sal y revuelve.
3. Sírvelo con hielo picado.

Deleite *veggie*

Porciones: 2

Tamaño de la porción: 6 fl oz o 180 ml

Ingredientes:

- 4 zanahorias picadas
- 4 naranjas
- 2 tallos de apio
- 3 tallos grandes de brócoli
- ½ lechuga rizada
- ½ col pequeña, verde o morada, cortada en pedacitos

Modo de preparación

1. Lava las verduras y córtalas en pedacitos. Pela las naranjas y separa los gajos.
2. En una juguera pon todas las verduras y las naranjas. Extrae el jugo.
3. Sirve en vasos. Añade cubitos de hielo.

Sorpresa del atardecer

Porciones: 2

Tamaño de la porción: 1 taza

Ingredientes:

- 2 tomates amarillos medianos
- 2 manzanas sin el corazón
- 2 naranjas
- 8 zanahorias grandes

Modo de preparación:

1. Lava las verduras y frutas.
2. Corta los tomates y las manzanas en trozos. Pela las naranjas y separa los gajos.
3. En una juguera, coloca los tomates, luego las naranjas, manzanas y zanahorias. Extrae el jugo.
4. Sirve el jugo en vasos largos y bébelo fresco.

Jugo de puerro y brócoli

Porciones: 2

Tamaño de la porción: 1 taza

Ingredientes:

- 1 taza de puerro picado
- una pizca de pimienta
- 1 cucharada de jugo de lima
- 2 tazas de arbolitos de brócoli
- 2 tazas de espinaca
- una pizca de sal
- ½ taza de agua

Modo de preparación:

1. Lava todas las verduras. En una licuadora, añade el puerro, el brócoli, la espinaca y el agua. Licúa bien.
2. Extrae el jugo. Añade más agua si el jugo está espeso y revuelve.
3. Añade sal, pimienta, jugo de lima y revuelve.
4. Sirve en vasos, añade hielo picado.

Capítulo 2

Jugos para un corazón saludable

Ciertas frutas y verduras están llenas de nutrientes que pueden dar un impulso importante —científicamente hablando—a tu corazón y otras partes del sistema cardiovascular. Este capítulo presenta jugos deliciosos para un corazón saludable.

Las frutas y verduras utilizadas en estas recetas mejoran los niveles de hemoglobina, reducen los niveles de colesterol y disminuyen el azúcar en la sangre. Estos ingredientes son ricos en carotenoides y estos actúan como antioxidantes en tu cuerpo. También tienen muchas vitaminas, minerales y fibra, que mejoran tu salud cardiovascular. Algunos de estos jugos pueden beneficiar el flujo sanguíneo, reduciendo así la formación de coágulos de sangre.

Jugo de remolacha y dátiles

Porciones: 2

Tamaño de la porción: 1 taza

Ingredientes:

- 2 remolachas
- 1 pulgada (3 centímetros) de jengibre fresco
- 3 tazas de agua
- 4 dátiles Medjool sin carozo
- 4 cucharadas de semillas de calabaza

Modo de preparación:

1. Lava las verduras.
2. Pela las remolachas, el jengibre y corta en pedacitos. Corta en trozos pequeños los dátiles.
3. En una licuadora, añade las remolachas, dátiles, el jengibre, agua, semillas de calabaza y licúalos hasta que queden bien líquidos. Extrae el jugo.
4. Sirve en dos vasos con hielo.

Jugo saludable de tomate

Porciones: 2

Tamaño de la porción: 1 taza

Ingredientes:

- 10 onzas de tomate o 300 g
- un endulzante de tu preferencia
- 1 cucharada de jugo de limón

Modo de preparación:

1. Lava los tomates y pícalos en cuartos.
2. En la juguera coloca el tomate. Extrae el jugo.
3. Añade el endulzante de tu preferencia, jugo de limón y revuelve.
4. Sirve en vasos con hielo.

Shot de curry

Porciones: 2

Tamaño de la porción: *shot* de 150 ml

Ingredientes:

- 5 tomates grandes
- 2 atados de espinaca
- 2 remolachas
- 1 cucharadita de curry molido
- una pizca de sal

Modo de preparación:

1. Lava todas las verduras y corta en pedacitos.
2. En la juguera añade los tomates, la espinaca y las remolachas. Extrae el jugo.
3. Añade el curry, la sal y revuelve.
4. Sirve en vasos con hielo.

Jugo de tomate y remolacha

Porciones: 2

Tamaño de la porción: 1 taza

Ingredientes:

- 5 remolachas
- 6 cucharadas de jugo de lima
- 5 tomates
- 1 taza de hojas de menta

Modo de preparación:

1. Lava las verduras. Pica las remolachas y los tomates en trozos.
2. En una licuadora añade las remolachas, los tomates, el jugo de lima, las hojas de menta y licúa hasta que quede diluido. Extrae el jugo.
3. Sirve en vasos.

El gran jugo rojo

Porciones: 2

Tamaño de la porción: 1 taza

Ingredientes:

- 2 manzanas rojas sin el corazón
- 2 tomates grandes
- 2 zanahorias
- 2 remolachas

Modo de preparación:

1. Lava las manzanas y las verduras y corta en pedacitos.
2. En una juguera coloca las manzanas, los tomates y las zanahorias. Extrae el jugo.
3. También puedes usar una licuadora. Licúa bien. Extrae el jugo y sírvelo en vasos. Si te parece muy espeso, dilúyelo añadiendo agua.
4. Añade cubitos de hielo.

Jugo agridulce de tomate y albahaca

Porciones: 2

Tamaño de la porción: 1 taza

Ingredientes:

- 6 tomates cherry, aplastados
- 1 taza de albahaca
- 2 racimos de uvas

Modo de preparación:

1. Lava los tomates, la albahaca y las uvas. Pica los tomates en trozos grandes.
2. En una juguera, coloca la albahaca, los tomates y las uvas. Extrae el jugo.
3. Sirve en vasos con hielo.

Jugo de tomate, remolacha y limón

Porciones: 2

Tamaño de la porción: 1 taza

Ingredientes:

- 8 tomates Roma (o perita)
- 2 pepinos
- 4 remolachas
- jugo de limón

Modo de preparación:

1. Lava las verduras y córtalas en pedacitos.
2. En una juguera, coloca juntos los tomates, los pepinos y las remolachas. Extrae el jugo.
3. Sirve en vasos. Añade el jugo de limón y revuelve.
4. Agrega hielo.

Jugo verde de melocotón (durazno), naranjas y tomate

Porciones: 2

Tamaño de la porción: 1 taza

Ingredientes:

- 4 hojas de kale
- 1 melocotón (durazno), cortado
- 4 naranjas
- 1 tomate grande
- 1 limón pelado y partido por la mitad
- 2 cucharaditas de té de semillas de calabaza molidas

Modo de preparación:

1. Lava las naranjas y las verduras. Pela la naranja y separa los gajos. Pica los tomates y el melocotón en trozos.
2. En una juguera, coloca las naranjas, el melocotón, el tomate, el kale y el limón. Extrae el jugo.

3. Sirve en vasos. Añade las semillas de calabaza molidas a cada vaso.
4. Revuelve bien.
5. Sirve hielo picado.

Jugo para combatir el colesterol

Porciones: 2

Tamaño de la porción: 250 ml

Ingredientes:

- 2 lechugas romanas medianas
- 6 hojas de acelga
- 2 pulgadas de jengibre
- 2 pepinos
- 2 manzanas Fuji medianas sin el corazón
- 2 naranjas (opcional)

Modo de preparación:

1. Lava las verduras y frutas.

2. Apila las hojas de acelga y arróllalas. Así será más fácil para hacer jugo. Haz lo mismo con la lechuga.

3. Pica las manzanas y los pepinos en pedacitos.

4. En una juguera, coloca las manzanas, los pepinos, la acelga, el jengibre, la lechuga romana y, si deseas agregar, las naranjas.

5. Sirve en vasos. Agrégale hielo picado.

Jugo de col morada

Porciones: 2

Tamaño de la porción: 1 taza

Ingredientes:

- 4 naranjas
- 4 tallos de apio
- 2 pulgadas de cúrcuma fresca
- 3 remolachas grandes
- ½ col morada pequeña

Modo de preparación:

1. Lava las verduras y las naranjas.
2. Pela las naranjas y separa los gajos.
3. Pica las remolachas y el apio en pequeños trozos. Tritura la col.
4. En una juguera, coloca las naranjas, el apio, la cúrcuma, las remolachas y la col. Extrae el jugo.
5. También puedes usar una licuadora para los ingredientes, añade un poco de agua y licúa hasta que quede bien diluido. Extrae el jugo.
6. Sirve en vasos, con hielo.

Capítulo 3

Jugos para los riñones

Los riñones trabajan en la regulación de los niveles de líquido del cuerpo, por ello, es importante consumir las cantidades requeridas de líquido para que funcionen de modo óptimo.

Ya que la mayoría de las toxinas se mueven a través del cuerpo y se eliminan a través de la orina, los riñones contienen una gran cantidad de toxinas. Puedes usar jugos para eliminar cualquier toxina en tu cuerpo, reduciendo así el volumen de ellas. Algunas de las recetas en este capítulo incluyen verduras crucíferas, que mejorarán el funcionamiento de tu hígado y riñones; y contienen fitoquímicos, que mejoran los niveles de enzimas de desintoxicación, previniendo daños. Estos jugos también reducen el riesgo de inflamación.

Jugo para limpiar riñones

Porciones: 2

Tamaño de la porción: *shot* de 240 ml

Ingredientes:

- 2 manzanas sin el corazón
- 4 zanahorias medianas
- 8 pepinos medianos
- 2 remolachas medianas
- 4 tallos de apio
- 2 naranjas

Modo de preparación:

1. Lava todas las frutas y las verduras.
2. Pica las manzanas, las remolachas, los pepinos y las zanahorias en pedacitos.
3. Corta el apio en trozos de dos pulgadas o 5 centímetros.
4. Pela las naranjas y separa los gajos.

5. En la juguera, pon las manzanas, las zanahorias, los pepinos, las remolachas, el apio y las naranjas. Extrae el jugo.

6. También puedes usar una licuadora para los ingredientes y licuarlos hasta que queden bien diluidos. Extrae el jugo.

7. Sirve el jugo en vasos con hielo.

Jugo de pepino, apio y zanahoria

Porciones: 2

Tamaño de la porción: 1 taza

Ingredientes:

- 2 atados de perejil
- 4 tallos de apio
- 1 pepino grande
- 6 zanahorias medianas

Modo de preparación:

1. Lava las verduras.

2. Pica el pepino y las zanahorias en pedacitos.

3. Pica las hojas verdes y el apio también.

4. En una juguera, coloca el perejil, el apio, el pepino y las zanahorias. Extrae el jugo.

5. Sirve el jugo en vasos con hielo picado.

Diurético verde

Porciones: 2

Tamaño de la porción: cerca de 3 onzas (88 ml)

Ingredientes:

- 2 pepinos medianos
- 2 zanahorias pequeñas
- 4 tazas de espinaca
- 6 tallos de apio con hojas
- 2 manzanas verdes

Modo de preparación:

1. Lava las verduras y las manzanas. Pícalas en pedacitos.

2. En una juguera, coloca los ingredientes, alternando la manzana verde y el pepino con las hojas verdes y, por último, las zanahorias.

3. Sirve en vasos con hielo picado.

Jugo de berro y zanahoria

Porciones: 2

Tamaño de la porción: 1 taza

Ingredientes:

- 4-5 zanahorias grandes
- 1 taza de berro
- una pizca de sal
- pimienta recién molida (a gusto)

Modo de preparación:

1. Lava las zanahorias y el berro. Pica las zanahorias en pedacitos.

2. En la juguera, añade el berro y las zanahorias. Extrae el jugo.

3. Sirve en vasos. Revuelve con sal y pimienta para saborizar. Agrega hielo si gustas.

Jugo desintoxicante de cilantro

Porciones: 2

Tamaño de la porción: 1 vaso

Ingredientes:

- 2 atados de cilantro fresco
- 2 limas
- 2 limones
- 6 pepinos pequeños
- 3 pulgadas de jengibre fresco

Modo de preparación:

1. Lava las verduras. Pela los limones y las limas, corta en mitades.
2. Pica los pepinos en pedacitos. Pica también el cilantro.

3. En la juguera, coloca el cilantro. Extrae el jugo. Luego, añade el jengibre y, a continuación, las limas y los limones.

4. Por último, agrega los pepinos.

5. Sirve el jugo en vasos.

Jugo verde de pepino y hierbas

Porciones: 2

Tamaño de la porción: 1 taza

Ingredientes:

- ½–1 atado de perejil
- ½ atado grande de apio
- 1 atado de albahaca
- 2 pepinos
- 1 pulgada (3 centímetros) de jengibre fresco
- 1 lima o 1 limón
- 2 pulgadas de cúrcuma fresca (opcional)

Modo de preparación:

1. Lava las hojas verdes, los pepinos y el jengibre.
2. Pica los pepinos en pedacitos. Pela el jengibre y la cúrcuma; córtalos en rodajas.
3. Pica las hojas verdes, también. Pela el limón y corta en mitades o cuartos.
4. En una juguera, coloca el perejil, el apio, la albahaca, el pepino, el limón, la cúrcuma y el jengibre. Extrae el jugo.
5. Sirve el jugo en vasos con hielo picado.

CAPÍTULO 4

Jugos para una piel saludable

Estamos expuestos a diferentes contaminantes en el medio ambiente, es decir, toxinas que afectan nuestra piel. No muchos de nosotros somos conscientes de cómo deshacernos de ellas y utilizamos un millón de productos para mejorar nuestra piel. En lugar de usar diferentes químicos en tu piel, puedes beber los jugos mencionados en este capítulo para limpiar cualquier toxina y eliminar imperfecciones.

Jugo tónico para la piel

Porciones: 2

Tamaño de la porción: 1 taza

Ingredientes:

- 4 pepinos

- 2 tazas de kale picado
- 2 mangos pelados
- 2 tazas de espinaca picada
- 1 taza de cilantro
- jugo de limón (opcional)
- cubitos de hielo hechos con agua de coco, según sea necesario

Modo de preparación:

1. Pon agua de coco en cubetas de hielo hasta que se congelen. Usa tantas como sea necesario.
2. Pica el mango y el pepino en pedacitos.
3. En una licuadora, añade el pepino, el kale, los mangos, la espinaca y el cilantro. Licúa hasta que quede bien diluida la preparación. Añade un poco de agua y sigue licuando. Extrae el jugo.
4. Sirve el jugo en vasos. Añade los cubitos de hielo hechos con agua de coco. Permite que los sabores se integren durante algunos minutos.
5. Revuelve y sirve.

Jugo milagroso para una piel radiante

Porciones: 2

Tamaño de la porción: 1 taza

Ingredientes:

- 1 manzana sin el corazón
- 1 taza de piña cortada en trozos
- 1 pepino
- 2 tazas de agua

Modo de preparación:

1. Lava la manzana y el pepino.
2. Pica las manzanas y el pepino en pedacitos.
3. En una licuadora, añade la manzana, el pepino, la piña y el agua. Licúa hasta que quede bien líquida la mezcla. Extrae el jugo.
4. Sirve en dos vasos, con hielo si gustas.

Jugo de espinaca

Porciones: 2

Tamaño de la porción: 1 vaso

Ingredientes:

- 2 tazas de espinaca picada
- 2 pulgadas de jengibre fresco
- 2 tazas de agua
- 1 pepino
- 4 cucharadas de jugo fresco de limón

Modo de preparación:

1. Lava las verduras.
2. Pela el pepino y corta en pedacitos. Pela el jengibre y corta en rodajas.
3. En una licuadora, añade la espinaca, el jengibre, el agua, el pepino y licúa bien.
4. Extrae el jugo.
5. Sirve en vasos con hielo.

Jugo verde para una piel radiante

Porciones: 1

Tamaño de la porción: 1 taza

Ingredientes:

- 2 manzanas grandes sin el corazón
- 4 hojas de kale
- 3 tallos de apio

Modo de preparación:

1. Lava las manzanas y las verduras.
2. Corta en pedacitos.
3. Corta el apio en trozos de dos pulgadas o 5 centímetros, aproximadamente.
4. Apilar las hojas de kale y arróllalas.
5. Coloca las manzanas, el apio y el kale en la juguera. Extrae el jugo. También puedes mezclar todos los ingredientes en una licuadora hasta que quede fluido. Cuela el jugo si has utilizado licuadora.
6. Sirve el jugo en un vaso.

Jugo de apio para una piel radiante

Porciones: 1

Tamaño de la porción: 1 taza

Ingredientes:

- 1 taza hojas de apio
- 1 cucharadita de jugo de limón
- ½ taza de agua
- ½ pepino mediano
- 1 cucharada colmada de hojuelas de algas Dulse

Modo de preparación:

1. Lava las verduras y córtalas en pedacitos.
2. En una licuadora, coloca el apio, el jugo de limón, el agua, el pepino, las hojuelas de algas Dulse y licuarlos hasta que queden bien líquidos. Extrae el jugo si gustas.
3. Sirve el jugo en un vaso.

Jugo rojo intenso

Porciones: 2

Ingredientes:

- 2 remolachas
- 6 tallos de apio
- 1 manzana verde sin el corazón
- ½ taza de semillas de granada

Modo de preparación:

1. Lava las verduras y la manzana.
2. Pica las remolachas, el apio y la manzana en pedacitos.
3. En una juguera, añade las remolachas, la manzana, el apio y las semillas de granada. Extrae el jugo.
4. Sirve con hielo.

Jugo de zanahoria y jengibre

Porciones: 2

Tamaño de la porción: 1 taza

Ingredientes:

- 6 zanahorias
- jugo de limón
- 2 pulgadas de jengibre fresco
- miel para dar sabor (opcional)

Modo de preparación:

1. Lava las zanahorias y el jengibre.
2. Pela y corta el jengibre y las zanahorias en pedazos pequeños.
3. En una licuadora, añade las zanahorias, el jengibre, un poco de agua y licúa bien.
4. Extrae el jugo. Revuelve con jugo de limón y, si deseas, agrega miel.
5. Sirve con hielo.

Jugo de piña y pepino

Porciones: 2

Tamaño de la porción: 1 taza

Ingredientes:

- 2 tazas de trozos de piña
- 2 pepinos
- un puñado de hojas de menta fresca
- un puñado de espinaca fresca (opcional)

Modo de preparación:

1. Lava los pepinos, la espinaca (si deseas usar) y las hojas de menta.
2. Pela y corta los pepinos en pedacitos.
3. En una licuadora, añade la piña, los pepinos, la espinaca, las hojas de menta y licúalos hasta que queden bien líquidos. Extrae solamente el jugo si gustas.
4. Sirve en vasos con algunas hojas de menta para decorar.

Jugo de papaya

Porciones: 2

Tamaño de la porción: 1 taza

Ingredientes:

- 1 ½ taza de papaya
- 1 cucharada de semillas de lino
- miel a gusto (opcional)

Modo de preparación:

1. Licúa la papaya, las semillas de lino y un poco de agua hasta obtener una consistencia bien líquida.
2. Sirve en vasos. Añade miel, tanta como desees.
3. Revuelve y sirve.

Jugo de brócoli

Porciones: 1

Tamaño de la porción: 1 taza

Ingredientes:

- ½ cabeza de brócoli
- 1 cucharada de semillas de lino

Modo de preparación:

1. Lava el brócoli y trózalo en pequeños arbolitos.
2. Licúa las semillas de lino, el brócoli y un poco de agua, hasta que quede una consistencia bien líquida.
3. Sirve con hielo.

Jugo de kale y áloe vera

Porciones: 1

Tamaño de la porción: 1 taza

Ingredientes:

- 1 taza de gel de áloe vera fresco
- un puñado de hojas de kale
- un puñado de hojas de perejil

Modo de preparación:

1. Corta una hoja de áloe vera. Pela y remueve el gel.
2. Lava el kale y el perejil. Remueve las durezas de las hojas de kale.
3. En una licuadora, añade el kale, el perejil, el gel de áloe vera y licúa hasta que quede bien diluido.
4. Sirve con hielo.

Capítulo 5

Jugos para mejorar el funcionamiento cerebral

El cerebro es el centro de control de tu cuerpo y toma todas las decisiones, conscientes e inconscientes. Se encarga de todo, ya sea respirar y mantener la temperatura corporal o una decisión consciente para que te muevas. La mejor manera de asegurar que este órgano ávido de energía funcione de manera efectiva y eficiente es consumir frutas y verduras saludables. Las zanahorias, tomates, jengibre, pepino y otros vegetales tienen antioxidantes, que pueden mejorar las funciones cerebrales y reducir el riesgo de desarrollar Alzheimer y otras enfermedades.

Jugo maximizador del cerebro

Porciones: 2

Tamaño de la porción: 1 taza

Ingredientes:

- 3–4 remolachas con hojas
- 4 zanahorias
- 1 ½ pepino
- ½ taza de agua

Modo de preparación:

1. Lava bien las verduras. Pica las remolachas y sus hojas, los pepinos, las zanahorias en pedacitos y ponlos en una licuadora.
2. Añade agua y licúa bien.
3. Extrae el jugo.
4. Sirve en vasos, con hielo.

Jugo estimulante para el cerebro

Porciones: 2

Tamaño de la porción: 1 taza

Ingredientes:

- 2 patatas dulces grandes
- 2 pimientos rojos
- 4 manzanas sin el corazón
- 2 naranjas
- 2 zanahorias medianas
- 4 remolachas grandes

Modo de preparación:

1. Lava las verduras y frutas.
2. Pica los pimientos y las patatas dulces en pedacitos; haz lo mismo con las manzanas.
3. Pela las naranjas y separa los gajos.
4. En una juguera, coloca las patatas, los pimientos, las manzanas, las naranjas y las zanahorias.
5. Pon el jugo en vasos y sirve con hielo picado.

Jugo de papaya y guayaba

Porciones: 2

Tamaño de la porción: 1 vaso

Ingredientes:

- 1 cucharadita de jugo de limón
- 2 cucharaditas de puré de jarabe de maple, azúcar morena o stevia
- 2 ramitas de perejil
- 2 pulgadas de jengibre
- 1 ½ tazas de trozos de papaya madura
- 2 guayabas
- 2 tazas de agua

Modo de preparación:

1. Lava el jengibre, el perejil y las guayabas. Pela y corta en rodajas el jengibre. Pica el perejil. Pica la guayaba en pedacitos.
2. Licúa la guayaba, el jengibre, el perejil, la papaya y el agua hasta obtener una mezcla bien líquida.

3. Extrae el jugo. Añade jugo de limón, el endulzante elegido y revuelve.

4. Sirve en vasos con hielo picado.

Bebida mágica de pimientos

Porciones: 2

Tamaño de la porción: 1/2 tazas de

Ingredientes:

- 2 atados de espinaca
- 4 tallos de apio
- 2 pimientos rojos
- 2 kiwis

Modo de preparación:

1. Lava las verduras y los kiwis.

2. Pica la espinaca, el apio y los pimientos rojos en pedacitos.

3. Pela los kiwis y corta en pedacitos.

4. En una juguera, coloca las espinacas, el apio, los pimientos y los kiwis. Extrae el jugo.
5. Sirve en vasos con hielo, si gustas.

Jugo de bayas y fresas

Porciones: 2

Tamaño de la porción: 1 taza

Ingredientes:

- 10 fresas grandes
- 6 tallos de apio
- 4 manzanas sin el corazón
- 3 tazas de arándanos
- 2 zanahorias
- 4 pulgadas de jengibre fresco, pelado
- 1 pepino

Modo de preparación:

1. Lava todas las frutas y las verduras. Pica el apio en trocitos de dos pulgadas. Pica las manzanas, el pepino y las zanahorias en pedacitos.

2. En una juguera, coloca las fresas, el apio, las manzanas, los arándanos, las zanahorias, el jengibre y el pepino. Extrae el jugo.

3. Sirve en vasos con hielo picado.

Jugo mix de bayas

Porciones: 2

Tamaño de la porción: 1 taza

Ingredientes:

- ½ taza de frambuesas
- ½ taza de arándanos
- ½ taza de fresas
- ½ taza de zarzamoras
- 2 manzanas sin el corazón
- 4 naranjas
- ½ taza de agua, si fuera necesario

Modo de preparación:

1. Pela las naranjas y separa los gajos.

2. En una juguera, coloca las manzanas y las naranjas.

3. Pon el jugo en la licuadora. Añade todas las frutas y licúa hasta que quede bien líquido. Si el jugo está demasiado espeso, añade agua y diluye hasta obtener una consistencia líquida.

4. Sirve en vasos, con hielo.

Capítulo 6

Jugos para mentes felices

Aunque la felicidad es un estado mental, está influenciada por diferentes factores fisiológicos. Inciden diferentes factores, desde la dieta que sigues, hasta tu salud física. Tu salud mental y felicidad están en peligro si no estás sano físicamente y viceversa. La forma más sencilla de conservar el nivel de bienestar es con una dieta ligera y nutritiva que te permita seguir activo y mantener la melancolía lejos. Aumentar la ingesta de frutas y verduras es el medio más rápido y eficiente para lograrlo. Algunas frutas y verduras comunes que pueden brindarte bienestar son: plátanos, bayas, hojas verdes, manzanas y naranjas. Agrega todos estos vegetales a tu dieta, bebiendo los jugos deliciosos que te brindarán salud incluidos en este capítulo.

Jugo de naranja y mango

Porciones: 2

Tamaño de la porción: 1 taza

Ingredientes:

- 2 naranjas
- 6 fresas grandes
- 2 puñados de espinaca
- 6 hojas de lechuga romana
- 1 mango pelado y sin semilla
- 2 zanahorias peladas
- 2 pepinos pequeños pelados

Modo de preparación:

1. Lava todas las frutas y las verduras. Pela las naranjas y separa los gajos.
2. Pica el mango, las zanahorias, los pepinos y las fresas en pedacitos.
3. Licúa las naranjas, las fresas, la espinaca, la lechuga, el mango, las zanahorias y los pepinos.

Mezcla hasta obtener una consistencia bien líquida.

4. Extrae el jugo y sirve en vasos altos.

Jugo de fresa, zanahoria y mango

Porciones: 2

Tamaño de la porción: 1 taza

Ingredientes:

- 2 tazas de fresas (frescas o congeladas)
- 1 mango pelado
- 15–20 zanahorias pequeñas
- 2 naranjas
- 2 tazas de agua de coco fresca

Modo de preparación:

1. Lava todas las frutas y las zanahorias. Pica el mango y las zanahorias en pedacitos. Pela las naranjas y separa los gajos.

2. En una juguera, coloca las zanahorias y las naranjas. Extrae el jugo.

3. Pon el jugo obtenido en una licuadora. Añade el agua de coco, las fresas y el mango.

4. Licúa por 30–40 segundos o hasta que quede líquido. Añade más agua de coco, si prefieres el jugo más diluido.

5. Sirve en vasos.

Jugo de plátano y mango

Porciones: 2

Tamaño de la porción: 1 taza

Ingredientes:

- 4 tazas de espinaca u otra verdura de hoja verde oscuro de tu preferencia
- 1 mango mediano
- 1 plátano
- 3 tazas de agua de coco o agua común

- 2 tazas de trozos frescos de piña

Modo de preparación:

1. Lava las frutas y la espinaca.
2. Pela el mango y el plátano y corta en pedacitos.
3. Licúa la espinaca, el mango, el plátano, la piña y el agua hasta que quede bien líquida la mezcla.
4. Extrae el jugo.
5. Sirve en vasos con hielo picado.

Jugo de piña y aguacate (palta)

Porciones: 2

Tamaño de la porción: 1 taza

Ingredientes:

- 2 tazas de agua
- 2 sacos de té verde
- 2 tazas de kale u otra verdura de hoja verde de tu preferencia

- 2 tazas de trozos de piña
- 2 tazas de cilantro
- 2 tazas de pepino
- jugo de 2 limones
- 1 aguacate (o palta) pelado y cortado
- 2 cucharadas de jengibre molido fresco

Modo de preparación:

1. Prepara el té verde usando dos tazas de agua y los saquitos de té, tal como lo indiquen las instrucciones del empaque.
2. Lava todas las verduras y el aguacate.
3. Pica el aguacate en pedacitos.
4. Licúa el kale, la piña, el cilantro, el pepino, el jugo de limón, el aguacate, el jengibre y cerca de una taza de té verde hasta que quede bien líquido.
5. Extrae el jugo. Diluye en el té verde restante.
6. Sirve en vasos con hielo picado.

Jugo de aguacate (palta) y tomate

Porciones: 2

Tamaño de la porción: 1 taza

Ingredientes:

- 1 taza de tomates picados
- ¼ aguacate
- 1 pepino pequeño
- 2/3 tazas de espinaca
- jugo de limón
- 1 cucharadita de cocoa
- un endulzante de tu preferencia

Modo de preparación:

1. Lava el aguacate y todas las verduras.
2. Pica el aguacate y el pepino en pedacitos.
3. Licúa los tomates, el aguacate, la cocoa, el pepino, la espinaca y aproximadamente una taza de agua.
4. Cuando obtengas una mezcla bien líquida, extrae el jugo. Añade jugo de limón, el endulzante y revuelve.
5. Sirve en vasos con hielo picado.

CAPÍTULO 7

Jugos rejuvenecedores

Existen diferentes nutrientes que pueden mejorar tu piel y reducir los signos del envejecimiento. Puedes olvidarte de derrochar en cosméticos caros y otros artículos y aumentar la ingesta de frutas y verduras saludables. Consume alimentos ricos en antioxidantes, si quieres una piel flexible, juvenil, brillante y sin arrugas. El estrés oxidativo y el daño son la principal causa de envejecimiento. Prueba las diferentes recetas que se presentan en este capítulo para reducir los signos de envejecimiento mientras proporcionas a tu piel los nutrientes que necesita para verse saludable.

Jugo de col morada

Porciones: 1

Tamaño de la porción: 1 taza

Ingredientes:

- 1 taza de ciruelas o frambuesas
- 2 tazas de col morada triturada
- 1 zucchini
- 2 zanahorias violetas grandes o patatas dulces

Modo de preparación:

1. Lava todas las verduras y frutas. Si vas a agregarlas, corta las ciruelas.
2. Pica el zucchini y las zanahorias en pedacitos. Pela las patatas dulces y córtalas también.
3. En una juguera, coloca las zanahorias (o las patatas dulces), la col morada, las ciruelas (o las frambuesas) y el zucchini. Extrae el jugo.
4. También puedes usar una licuadora para los ingredientes y licua los ingredientes hasta que queden bien líquidos. Luego extrae el jugo.
5. Sírvelo en un vaso.

Jugo rejuvenecedor para reducir arrugas

Porciones: 2

Tamaño de la porción: 1 taza

Ingredientes:

- 5–6 mandarinas
- ½ pomelo
- 3 naranjas
- jarabe de agave para endulzar (opcional)

Modo de preparación:

1. Corta las naranjas, el pomelo y las mandarinas en mitades, horizontalmente.
2. Obtén todo el jugo de los cítricos usando una exprimidora manual.
3. También puedes usar una juguera Pela los cítricos y separa los gajos. Coloca en una juguera. Extrae el jugo.
4. Revuelve bien y sirve en vasos. Si gustas, añade jarabe de agave para endulzar y sirve con hielo.

Jugo rosa rejuvenecedor

Porciones: 1

Tamaño de la porción: 1 taza

Ingredientes:

- 1 taza de uvas tintas
- 2 remolachas
- 2 tallos de apio
- 2 zanahorias grandes

Modo de preparación:

1. Lava todas las verduras y las uvas. Usa las hojas de la remolacha, si deseas.
2. Pica las remolachas y las zanahorias en pedacitos. Corta el apio en piezas de cerca de dos pulgadas.
3. En una juguera, coloca las zanahorias, las remolachas, las uvas y el apio. Extrae el jugo. También puedes usar una licuadora para los ingredientes y licuarlos hasta que queden bien líquidos. Extrae el jugo.
4. Pon en un vaso y sirve con hielo.

Jugo de manzana y arándano

Porciones: 1

Tamaño de la porción: 1 taza

Ingredientes:

- 1 manzana, sin el corazón
- 1 taza de arándanos

Modo de preparación:

1. Lava las frutas y quita el corazón a la manzana. Si lo deseas, pela la manzana y córtala en pedacitos.
2. En una licuadora, coloca los arándanos y la manzana; licúa bien. Añade hielo y sigue licuando.
3. Sirve el jugo en un vaso. Bebe el jugo inmediatamente luego de obtenido. Conservarlo durante mucho tiempo hará que el jugo se gelatinice.

Jugo de granada y menta

Porciones: 2

Tamaño de la porción: 1 taza

Ingredientes:

- 1 taza de hojas de menta
- 2 granadas enteras

Modo de preparación:

1. Lava las granadas, ábrelas y córtalas. Remueve las semillas. Descarta la piel y membranas.
2. En una licuadora, coloca las semillas de granada y las hojas de menta. Pulsa con cuidado el botón hasta obtener el jugo. Las semillas no deben molerse, de lo contrario, obtendrás un jugo ligeramente amargo. Aunque algunas semillas pueden romperse al pulsar.
3. Vierte el jugo en un colador y cuélalo.
4. Sirve el jugo en vasos. Decora con algunas hojas de menta.

Jugo rejuvenecedor *monstruo verde*

Porciones: 2

Tamaño de la porción: 1 taza

Ingredientes:

- 4 manzanas grandes sin el corazón
- 1 pepino
- 8 zanahorias medianas
- 15–16 hojas de kale, sin el tallo duro ni las fibras
- 2 cucharaditas de jugo de fruto de espino amarillo (*olivello*), opcional
- ½ taza de yogur natural batido
- cubos de hielo (tantos como sea necesario)

Modo de preparación:

1. Lava las manzanas y las verduras. Pica el pepino, las manzanas y las zanahorias en pedacitos.
2. En una juguera, coloca las manzanas, el kale, el pepino y las zanahorias.
3. Añade el jugo de espino amarillo, el yogur y revuelve.
4. Sirve en vasos, con hielo.

Capítulo 8

Jugos para la salud ósea

Si tus huesos no están fuertes, tu salud puede verse afectada. Por lo tanto, el cuidado de tus huesos es un aspecto a atender. Los huesos están compuestos principalmente por fosfato de calcio y colágeno. Las células óseas viejas se desprenden —al igual que las de cualquier otra parte del cuerpo— y las nuevas se crean como reemplazo. Con la edad, la capacidad del cuerpo para hacer esto se ralentiza, por ello los huesos se vuelven débiles y frágiles. Incluso el movimiento se convierte en un reto si tus huesos no son lo suficientemente fuertes. Ahora, la buena noticia es que el jugo es una excelente manera de mejorar la salud ósea, a la vez que permite obtener una gran variedad de otros nutrientes útiles. Bayas, hojas verdes, apio y pepinos son algunos de los alimentos para lograr huesos más fuertes y saludables. Usa las diferentes recetas de este capítulo para mejorar tu salud ósea.

Jugo para aliviar las articulaciones

Porciones: 1

Tamaño de la porción: 1 taza

Ingredientes:

- 1 taza de piña fresca picada
- ½ taza de uvas tintas
- 1 pulgada (3 centímetros) de raíz de jengibre fresco
- ¼ taza de cerezas cortadas
- ½ zanahoria grande
- 1 pulgada (3 centímetros) de raíz de cúrcuma fresca

Modo de preparación:

1. Lava todas las frutas y las verduras.
2. Pica la zanahoria en pedacitos.
3. En una juguera, coloca la piña, las uvas, el jengibre, las cerezas, la zanahoria y la cúrcuma. Extrae el jugo.

4. También puedes usar una licuadora para los ingredientes y licuar hasta que quede bien diluido. Extrae el jugo.

5. Pon en un vaso y sirve con hielo.

Jugo de pomelo

Porciones: 2

Tamaño de la porción: 1 taza

Ingredientes:

- 4 pomelos
- 4 naranjas

Modo de preparación:

1. Lava los pomelos y las naranjas. Corta en mitades, horizontalmente.

2. Con una juguera cítrica, exprímelos. También puedes hacerlo con un exprimidor manual.

3. Si usas una juguera común, pela los pomelos y las naranjas, separa los gajos, colócalos en la juguera y extrae el jugo.

4. Sirve en vasos con hielo picado.

Jugo verde absoluto

Porciones: 2

Tamaño de la porción: 1 taza

Ingredientes:

- 8 tallos de apio
- 1 cabeza de brócoli
- 2 pepinos
- ½ limón

Modo de preparación:

1. Lava todas las verduras y corta en pedacitos. Pela el limón.
2. En una juguera, coloca el apio, el brócoli, los pepinos y el limón. Extrae el jugo.
3. También puedes usar una licuadora para los ingredientes: añade un poco de agua y licúa hasta que quede diluido. Extrae el jugo.
4. Sirve en vasos.

Tónico antiinflamatorio

Porciones: 2

Tamaño de la porción: un *shot* de 150 ml

Ingredientes:

- 2 pulgadas de cúrcuma fresca
- 1 pulgada (3 centímetros) de jengibre fresco
- 1 limón
- 8 zanahorias
- 2 naranjas
- 6 tallos de apio

Modo de preparación:

1. Lava todas las verduras y las naranjas.
2. Pela el limón y córtalo en mitades o cuartos.
3. Pica las zanahorias en pedacitos. Pela las naranjas y separa los gajos.
4. Corta el apio en trozos de dos pulgadas o 5 centímetros.
5. En una juguera, añade la cúrcuma, el jengibre, el limón, las zanahorias, las naranjas y el apio.
6. Extrae el jugo. Sirve en vasos con hielo picado.

Jugo verde de espinaca y kale

Porciones: 2

Tamaño de la porción: 1 taza

Ingredientes:

- 1 atado de hojas de kale, descarta los tallos duros y las fibras
- 1 atado de espinaca
- 1 ½ limones, pelados
- 4 naranjas
- 2 manzanas verdes sin el corazón

Modo de preparación:

1. Lava todas las verduras y frutas. Pica las manzanas en pedacitos. Pica la espinaca en trozos grandes. Pela las naranjas y separa los gajos.
2. En la juguera, añade el kale, la espinaca, los limones, las naranjas y las manzanas. Extrae el jugo.
3. Sirve en dos vasos con hielo picado.

Jugo cítrico antiinflamatorio

Porciones: 2

Tamaño de la porción: 1 taza

Ingredientes:

- 2 naranjas
- 2 limones
- 4 rodajas de piña fresca
- 1 pulgada (3 centímetros) de jengibre fresco
- 2 pomelos rosados
- 2 tallos de apio

Modo de preparación:

1. Lava todas las frutas y las verduras. Corta el apio en rodajas. Corta los cítricos en mitades, horizontalmente. Extrae el jugo de los cítricos usando una máquina exprimidora, o manualmente.

2. En una licuadora, coloca el apio, el jengibre, la piña, un poco del jugo exprimido y licúa hasta que queden bien líquidos. Extrae el jugo. Diluye con el resto del jugo remanente.

3. Sirve en dos vasos.

Jugo de tomate y apio

Porciones: 2

Tamaño de la porción: 1 taza

Ingredientes:

- 4 tomates
- ½ limón pelado
- 4 tallos de apio
- pimienta recién molida (a gusto)
- un toque de salsa Tabasco
- un toque de salsa Worcestershire

Modo de preparación:

1. Lava las verduras. Pica los tomates y el apio en pedacitos.
2. En la juguera, coloca los tomates, el limón y el apio. Extrae el jugo.
3. Revuelve con la pimienta, la salsa Tabasco y la Worcestershire.
4. Sirve en vasos, con hielo.

Jugo para prevenir la osteoporosis

Porciones: 2

Tamaño de la porción: 1/2 tazas

Ingredientes:

- 8 tallos de apio
- 1 cabeza de brócoli
- ½ limón pelado
- 2 pepinos

Modo de preparación:

1. Lava todas las verduras.
2. Pica el apio, el brócoli y el pepino en pedacitos.
3. En una juguera, agrega el apio, el brócoli, el limón y los pepinos. Extrae el jugo.
4. Sirve en vasos, con hielo.

Capítulo 9

Jugos antioxidantes

Los antioxidantes ayudan a tu cuerpo a reducir el estrés oxidativo y también previenen la inflamación y otras dolencias. Este capítulo tiene algunas de las mejores recetas para incorporar los antioxidantes a tu dieta.

Jugo de pepino y arándanos

Porciones: 2

Tamaño de la porción: 1 taza

Ingredientes:

- 2 remolachas
- 12–15 arándanos
- 1 pepino
- 1 taza de cilantro picado

- 1 tomate
- 1/8 cucharadita de pimienta de Cayena
- 1/8 cucharadita de sal

Modo de preparación:

1. Lava las verduras y los arándanos.
2. Pica el pepino, los tomates y las remolachas en pedacitos.
3. En una juguera, coloca las remolachas, los arándanos, el pepino, el cilantro y el tomate. Extrae el jugo.
4. Sirve el jugo en vasos con hielo picado.

Jugo de arándano y manzana

Porciones: 2

Tamaño de la porción: 1 taza

Ingredientes:

- 1 ½ taza de arándanos

- 4 manzanas
- 6 zanahorias

Modo de preparación:

1. Lava las frutas y las zanahorias. Pica las manzanas y las zanahorias en pedacitos.
2. En una juguera, coloca los arándanos, las manzanas y las zanahorias. Extrae el jugo.
3. Sirve en vasos con hielo picado.

Jugo de fresa y sandía

Porciones: 2

Tamaño de la porción: 1 taza

Ingredientes:

- 3 tazas de sandía sin semillas
- 15–18 fresas grandes
- 2 cucharadas de jugo de limón o la cantidad que desees
- ½ taza de agua

- cubitos de hielo, tantos como gustes

Modo de preparación:

1. Lava las fresas y córtalas en pedacitos.
2. Licúa las fresas y la sandía hasta que queden bien diluidas.
3. Añade agua, jugo de limón y licúa nuevamente.
4. Cuela el jugo si no te gustan las semillas de fresas y sírvelo en vasos. Añade cubitos de hielo.

Jugo de kiwi

Porciones: 2

Tamaño de la porción: 1 taza

Ingredientes:

- 1 taza de trozos de piña fresca
- 6 kiwis
- 1 pulgada (3 centímetros) de jengibre fresco
- 4 manzanas rojas sin el corazón

- 2 tallos de apio
- 1 taza hojas de menta frescas

Modo de preparación:

1. Lava las frutas y las verduras.
2. Pica las manzanas en pedacitos.
3. Pela los kiwis y córtalos en pedacitos. Corta el apio en trozos de dos pulgadas o cinco centímetros.
4. En una juguera coloca la piña, los kiwis, el jengibre, las hojas de menta y las manzanas. Extrae el jugo.
5. Coloca el jugo en vasos y sirve con hielo.

CAPÍTULO 10

Jugos para la limpieza del colon

El colon, también conocido como intestino grueso, juega un papel crucial en la digestión, absorción y excreción de los alimentos consumidos. Limpiar el colon regularmente es bueno para eliminar toxinas del tracto gastrointestinal. Esto ayudará a mejorar tus niveles de energía, el sistema inmune; reducirá el riesgo de problemas, como artritis e hipertensión. Consumir frutas y verduras coloridas es un medio eficiente para limpiar y fortalecer el colon. Por ejemplo, las frutas y verduras de color naranja y amarillo, como mangos, naranjas y zanahorias mejoran la salud digestiva; también el funcionamiento inmune, la salud de la piel y los ojos. Las diferentes recetas de jugos incluidas en este capítulo ayudarán a lograr este objetivo.

Jugo verde de limpieza

Porciones: 2

Tamaño de la porción: 1 taza

Ingredientes:

- 1 ½ pepino
- 1 manzana Gala, sin corazón
- ¼ limón
- 2 hojas de lechuga romana
- 1 tallo de apio

Modo de preparación:

1. Lava las verduras y la manzana.
2. Pica el pepino en pedacitos. Apila las hojas de lechuga y arróllalas. Corta el apio en trozos de dos pulgadas.
3. Pela el limón. Pica en pedacitos.
4. En una juguera, coloca el pepino, la manzana, el limón, las hojas de lechuga y el apio. Extrae el jugo.
5. Sirve el jugo en vasos con hielo.

Jugo de remolacha

Porciones: 1

Tamaño de la porción: 1 taza

Ingredientes:

- 1 taza de uvas
- 3 remolachas
- 1 cucharadita de jugo de limón o la cantidad que desees
- una pizca de sal

Modo de preparación:

1. Lava las remolachas y las uvas.
2. Pica las remolachas en pedacitos.
3. En una juguera, coloca las uvas y las remolachas. Extrae el jugo.
4. Pon en un vaso. Añade jugo de limón y sal, revuelve.

Jugo de ciruela para aliviar el estreñimiento

Porciones: 1

Tamaño de la porción: 1 vaso

Ingredientes:

- 6 ciruelas pasas
- 1 cucharadita de miel
- 1 cucharada de jugo de limón
- 1 taza de agua

Modo de preparación:

1. Remoja las ciruelas en agua por 30 minutos.
2. En una licuadora, agrega las ciruelas con el agua del remojo. Licúa hasta que quede bien líquida la mezcla.
3. Pon en un vaso. Añade miel y jugo de limón, revuelve.
4. Coloca el vaso en el refrigerador durante una hora y sirve.

Jugo de piña y kiwi

Porciones: 2

Tamaño de la porción: 1 taza

Ingredientes:

- 2 tazas de trozos de piña fresca
- 2 kiwis
- 1 taza papaya picada
- 1 taza agua de coco fresca

Modo de preparación:

1. Pela los kiwis y corta en pedacitos.
2. Licúa la piña, el kiwi, la papaya y el agua de coco hasta obtener una mezcla bien líquida.
3. Es ideal consumir este jugo en la mañana, antes de desayunar o tomar cualquier líquido.

Jugo matinal

Porciones: 2

Tamaño de la porción: 1 taza

Ingredientes:

- 1 pomelo
- 4 tallos de apio
- 6 rabanitos
- 2 pulgadas de jengibre fresco
- 2 limones
- 1 pepino
- 2 manzanas rojas sin el corazón

Modo de preparación:

1. Lava todas las frutas y las verduras.
2. Pica el apio, los rabanitos, el jengibre, las manzanas y los pepinos en pedacitos.
3. Pela los limones y el pomelo, pero asegúrate de retener algo de la fibra. Separa los gajos del pomelo.

4. Corta los limones en mitades.
5. Añade el pomelo, el apio, los rabanitos, el jengibre, los limones, el pepino y las manzanas en una juguera. Extrae el jugo.
6. Sirve con hielo.

Jugo de remolacha para aliviar el estreñimiento

Porciones: 2

Tamaño de la porción: 1 vaso

Ingredientes:

- 6 remolachas
- 4 zanahorias
- 2 cucharaditas de semillas de chía o semillas de lino
- 4 manzanas verdes sin el corazón
- 2 tazas de espinaca

Modo de preparación:

1. Lava todas las verduras y las manzanas.
2. Pica las remolachas, las manzanas y las zanahorias en pedacitos.
3. En una juguera, coloca las remolachas, las manzanas, la espinaca y las zanahorias. Extrae el jugo.
4. Sirve en vasos. Añade una cucharadita de las semillas elegidas en cada vaso y revuelve.

Ponche de manzana y kiwi

Porciones: 2

Tamaño de la porción: 1 taza

Ingredientes:

- 6 kiwis
- 2 tazas de espinaca
- 4 manzanas verdes
- jugo de limón

Modo de preparación:

1. Lava las frutas y las verduras.
2. Pela los kiwis y las manzanas; corta en pedacitos
3. En una licuadora, agrega los kiwis, las manzanas, la espinaca, un poco de agua y licúa hasta que queden bien líquidos. Añade jugo de limón y revuelve.
4. Sirve con hielo.

Mejorador intestinal verde y naranja

Porciones: 2

Tamaño de la porción: 1 taza

Ingredientes:

- 6 naranjas
- 4 tazas de espinaca
- 4 manzanas verdes sin el corazón

Modo de preparación:

1. Lava las frutas y la espinaca.

2. Pela y corta las manzanas en pedacitos.
3. Corta las naranjas en mitades. Usa un exprimidor de cítricos para obtener el jugo.
4. En la licuadora, pon las manzanas, la espinaca y el jugo de naranja. Licúa bien.
5. Sirve en vasos, con hielo.

CAPÍTULO 11

Jugos desintoxicantes

La desintoxicación es un proceso biológico para eliminar los desechos del cuerpo que, habitualmente, se mantiene en segundo plano. Durante una desintoxicación, los residuos del metabolismo celular y las funciones corporales regulares se eliminan, junto con las toxinas ambientales. Los órganos responsables de esta función son: el hígado, los riñones, el colon, los pulmones y la piel. La forma más sencilla de apoyar esta función es consumir frutas y verduras ricas en nutrientes (Zhang et al., 2015). Las diferentes recetas de jugos desintoxicantes que te presentamos acelerarán este proceso y su eficiencia mientras mejoras tu salud.

Jugo verde desintoxicante

Porciones: 1

Tamaño de la porción: 1 taza

Ingredientes:

- ½ manzana verde, sin corazón
- ½ pepino grande
- 1 cucharada de jugo fresco de limón
- un puñado grande de perejil, con tallos y hojas
- 1 taza de espinaca comprimida
- ½ pulgada de jengibre fresco

Modo de preparación:

1. Lava la manzana y las verduras.
2. Pica la manzana y el pepino en pedacitos. Rasga el perejil y la espinaca en trozos grandes.
3. En una juguera, coloca las manzanas, el pepino, la espinaca, el perejil y el jengibre. También puedes usar una licuadora para los ingredientes y licuarlos hasta que quede bien líquida la mezcla. Extrae el jugo.

4. Añade jugo de limón y revuelve.

5. Sirve el jugo en un vaso.

La novedad

Porciones: 2–3

Tamaño de la porción: 1 taza

Ingredientes:

- 2 tazas de hojas de lechuga comprimidas
- 10 tallos de apio
- 2 pepinos
- 2 manzanas verdes sin el corazón
- jugo de 2 limones o la cantidad que gustes

Modo de preparación:

1. Lava la manzana y las verduras.

2. Pica la manzana, el apio y el pepino en pedacitos.

3. En una juguera, coloca las manzanas, el pepino, la lechuga y el apio. También puedes usar una

licuadora para los ingredientes y licuarlos hasta que queden bien líquidos. Extrae el jugo.

4. Añade jugo de limón y revuelve. Sirve en vasos.

El desintoxicante

Porciones: 1

Tamaño de la porción: 1 taza

Ingredientes:

- 1 pepino
- atado pequeño de cilantro, con hojas y tallos
- atado pequeño de perejil, con hojas y tallos
- 2 hojas de kale
- 2 cucharadas de jugo fresco de limón o cuanto gustes
- 4 tallos de apio
- 2 hojas de acelga
- una pizca de pimienta de Cayena (opcional)
- 2 pulgadas de jengibre fresco pelado

Modo de preparación:

1. Lava todas las verduras.

2. Pica los pepinos y el apio en pedacitos. Pica las hojas verdes en trozos grandes, incluyendo sus tallos.

3. Añade en una juguera el pepino, el apio, el jengibre y las hojas verdes. Extrae el jugo. También puedes usar una licuadora y licuar hasta que quede bien líquido. Extrae el jugo.

4. Agrega jugo de limón, la pimienta de Cayena y revuelve.

5. Sirve el jugo en un vaso.

Jugo verde de remolacha

Porciones: 2

Tamaño de la porción: 1 taza

Ingredientes:

- 2 remolachas
- 8 hojas de kale

- 8 tallos de apio
- 2 pepinos
- jugo de 2 limones

Modo de preparación:

1. Lava todas las verduras. Pica las remolachas, el apio y el pepino en pedacitos.
2. Rasga las hojas de kale.
3. En una juguera, añade las remolachas, el pepino, el apio y el kale. Extrae el jugo. También puedes usar una licuadora para estos ingredientes y licuarlos hasta que queden bien líquido. Extrae el jugo.
4. Añade jugo de limón y revuelve. Sirve en vasos.

Jugo verde de pepino

Porciones: 1

Tamaño de la porción: 1 taza

Ingredientes:

- 1 pepino pequeño

- atado pequeño de cilantro, con hojas y tallos
- atado pequeño de perejil, con hojas y tallos
- 2 hojas de kale
- 1 cucharada jugo fresco de lima o la cantidad que gustes
- ½ manzana verde grande, sin corazón

Modo de preparación:

1. Lava todas las verduras y la manzana.
2. Pica los pepinos y la manzana en pedacitos. Pica el perejil y el cilantro en trozos grandes. Rasga las hojas de kale.
3. Añade en una juguera el pepino, la manzana y las hojas verdes. Extrae el jugo. También puedes usar una licuadora para los ingredientes y licuarlos hasta que queden bien líquidos. Extrae el jugo.
4. Añade el jugo de lima y revuelve. Sirve el jugo en un vaso.

CAPÍTULO 12

Jugos para el sistema digestivo

Los órganos del sistema digestivo son la boca, el estómago, el intestino delgado, el páncreas, el hígado, la vesícula biliar, el colon, el recto y el ano. Si todo este sistema no funciona correctamente, podemos sufrir de diarrea, estreñimiento, hemorroides, acidez, úlceras, cálculos biliares, malestar estomacal, intolerancia a la lactosa, enfermedad de Crohn, enfermedad celíaca y una variedad de otras condiciones. Consumir frutas y verduras saludables es una gran manera de fortalecer el funcionamiento del sistema digestivo y mejorar tu salud (Klinder et al., 2016). Tú puedes lograr todos estos beneficios agregando los jugos de frutas de este capítulo a tu dieta.

Jugo digestivo

Porciones: 2

Tamaño de la porción: 1 taza

Ingredientes:

- 1 ½ pepino
- 2 pequeños bulbos de hinojo
- ½ atado pequeño de cilantro fresco
- jugo de ½ lima
- 1 manzana Granny Smith, sin corazón
- una pizca de sal
- 2 tallos de apio
- 1 ½ pulgada de jengibre fresco

Modo de preparación:

1. Lava la manzana y las verduras.
2. Pica las manzanas, los pepinos, el hinojo completo, el cilantro y el apio en trozos grandes.
3. Añade en una juguera la manzana, los pepinos, el jengibre, el cilantro, el apio y el hinojo. Extrae el jugo.

4. Añade jugo de lima, sal y revuelve. Añade hielo.

Jugo para sanar el intestino

Porciones: 1

Tamaño de la porción: 1 taza

Ingredientes:

- 2 tazas de trozos de piña fresca
- 1 pulgada (3 centímetros) de jengibre fresco
- 3 tallos de apio
- 1 pepino pequeño
- ½ limón pelado
- ½ atado de col rizada
- atado pequeño de perejil
- 1 puñado grande de espinaca fresca

Modo de preparación:

1. Lava todas las verduras.

2. Pica el pepino y el apio en pedacitos. Pica la espinaca, el perejil y la col rizada en trozos grandes.

3. En una juguera coloca el apio, la espinaca, el pepino, el limón, el jengibre, el perejil, la col rizada y la piña. Extrae el jugo.

4. Sirve en un vaso con hielo picado.

Jugo para aliviar el estreñimiento

Porciones: 2

Tamaño de la porción: 1 taza

Ingredientes:

- ½ atado grande de berro
- 4 tallos de apio
- 2 tazas de piña fresca picada
- 2 pulgadas de jengibre fresco

Modo de preparación:

1. Lava las verduras.

2. Pica el apio y el berro en trozos grandes.
3. En una juguera, coloca el berro, la piña, el apio y el jengibre. Extrae el jugo.
4. Sirve en vasos, con hielo.

Jugo para el malestar estomacal

Porciones: 1

Tamaño de la porción: 1 taza

Ingredientes:

- ½ manzana, sin corazón
- 1 pepino pequeño
- ½ remolacha
- ½ tallo de apio
- 1 pulgada (3 centímetros) de jengibre
- ½ cucharada vinagre de sidra de manzana
- atado pequeño de menta fresca

Modo de preparación:

1. Lava la manzana y las verduras.
2. Pica el pepino, la remolacha, el apio y la manzana en pedacitos. Toma algunas hojas de menta del atado.
3. En una juguera, coloca la manzana, el apio, la menta, la remolacha, las zanahorias y el pepino. Extrae el jugo. Añade en una juguera el vinagre de sidra de manzana y revuelve. Prueba el jugo y diluye con agua, si gustas.
4. Sírvelo.

Jugo de zanahoria y manzana para la diarrea

Porciones: 2

Tamaño de la porción: 1 taza

Ingredientes:

- 2 zanahorias
- 1 taza hojas de tomillo

- 1 manzana, sin corazón
- una pizca de sal

Modo de preparación:

1. Lava las zanahorias, el tomillo y la manzana. Pela las zanahorias y la manzana; corta en pedacitos.
2. Licúa las zanahorias, el tomillo y la manzana hasta que quede bien líquido.
3. Extrae el jugo si gustas. Añade sal y revuelve. Añade hielo.

Jugo de pepino para aliviar la indigestión y el estreñimiento

Porciones: 2

Tamaño de la porción: 1 taza

Ingredientes:

- 2 pepinos pequeños
- 1 manzana, sin corazón
- 2 tazas de espinaca picada

- 2 tazas de hojas de apio

Modo de preparación:

1. Lava todas las verduras y la manzana. Pela la manzana y los pepinos, corta en pedacitos.
2. Licúa los pepinos, la manzana, la espinaca y el apio hasta que quede bien líquido.
3. Sirve con hielo.

Capítulo 13

Jugos para la anemia

La anemia se produce cuando la cantidad de glóbulos rojos es demasiado baja. Esto significa que no hay suficiente oxígeno para que las células funcionen de modo óptimo, debido al bajo recuento de hemoglobina (una proteína rica en hierro). Esta es una condición de salud crónica y, cuando no se controla, provoca varios problemas. Aumentar el consumo de frutas y verduras es la forma más segura de combatir la anemia y reducir riesgos (Ghose & Yaya, 2018). Algunas frutas y verduras que te ayudarán para ello son: la granada, la col rizada, los pimientos de colores, el aguacate (o palta), la espinaca y los plátanos. En este capítulo encontrarás diferentes recetas muy útiles para combatir a la anemia.

Jugo de perejil

Porciones: 2

Tamaño de la porción: 1 taza

Ingredientes:

- 2 atados de perejil
- 1 naranja
- 1 manzana verde
- 1 limón
- 2 pepinos

Modo de preparación:

1. Lava todas las frutas y las verduras.
2. Pela los pepinos, la manzana y corta en pedacitos. Pela la naranja y separa los gajos. Pela el limón y corta en mitades.
3. En una juguera, coloca el perejil, la naranja, la manzana, el limón y los pepinos. Extrae el jugo.
4. Sirve con hielo.

Jugo de remolacha, naranja y zanahoria

Porciones: 2–3

Tamaño de la porción: 1 taza

Ingredientes:

- 2 remolachas
- 12 naranjas
- 2 zanahorias

Modo de preparación:

1. Lava las verduras y las naranjas.
2. Pela las naranjas y separa los gajos. Pica las remolachas y las zanahorias en pedacitos.
3. En una juguera, coloca las naranjas, las remolachas y las zanahorias. Extrae el jugo. También puedes usar una licuadora para los ingredientes y licuarlos hasta que queden bien líquidos.
4. Extrae el jugo y sirve.

Jugo de vegetales rico en hierro

Porciones: 2

Tamaño de la porción: 1 taza

Ingredientes:

- 4 tazas de espinaca
- 2 remolachas medianas con hojas
- 2 pepinos pequeños
- 6 hojas de kale
- 2 tomates
- 4 zanahorias
- 2 hojas pequeñas de acelga
- 14–15 ramitas de perejil

Modo de preparación:

1. Lava todas las verduras. Pica los pepinos, las zanahorias, los tomates y las remolachas en pedacitos. Pica las hojas verdes en trozos grandes.
2. En una juguera, coloca la espinaca, las remolachas con sus hojas, los pepinos, el kale, los tomates, las zanahorias, la acelga y el perejil. Extrae el jugo.
3. Sirve en vasos, con hielo.

Maximizador del hierro

Porciones: 2

Tamaño de la porción: 1 taza

Ingredientes:

- 1 pepino
- 2 tazas de lechuga romana
- 2 manzanas verdes sin el corazón
- 4 tallos de apio
- 2 tazas de arbolitos de brócoli
- jugo de lima

Modo de preparación:

1. Lava las verduras y las manzanas.
2. Pica el pepino, el apio y las zanahorias en pedacitos. Rasga las hojas de lechuga.
3. En una juguera, añade el brócoli, el apio, la lechuga, las manzanas y el pepino. Extrae el jugo. Mezcla con el jugo de lima.
4. Sirve en vasos, con hielo.

Jugo de arándano y espinaca

Porciones: 1

Tamaño de la porción: 1 taza

Ingredientes:

- 1 taza de arándanos frescos
- 1 manzana Fuji, sin corazón
- 1 taza de hojas de espinacas frescas

Modo de preparación:

1. Lava la fruta y la espinaca.
2. Pica la manzana en pedacitos. Corta las hojas de espinaca en trozos grandes.
3. Añade en una juguera la manzana, la espinaca y los arándanos. Extrae el jugo.
4. También puedes usar una licuadora y licuarlos hasta conseguir una mezcla bien diluida.
5. Extrae el jugo y sírvelo con hielo.

Jugo verde agridulce maximizador del hierro

Porciones: 2

Tamaño de la porción: 1 taza

Ingredientes:

- 1 plátano
- 1 pera sin corazón
- el jugo de 4 limones pequeños
- el jugo de 4 limas pequeñas
- ½ taza de agua
- 1 manzana Granny Smith, sin corazón
- 2 tazas de espinaca picada
- miel a gusto

Modo de preparación:

1. Lava las frutas y las verduras. Pela y corta la manzana y la pera en pedacitos. Pela y corta los plátanos.
2. Licúa el plátano, la pera, el jugo de limón y el de lima, el agua, la manzana, la espinaca y la miel hasta que quede bien líquido.
3. Sirve en vasos.

Hojas verdes

Porciones: 2

Tamaño de la porción: 1 taza

Ingredientes:

- 16 hojas de espinaca
- 4 tallos de apio
- 2 remolachas
- 2 manzanas
- 4 hojas de kale

Modo de preparación:

1. Lava todas las verduras y las manzanas. Pica las remolachas, el apio y las manzanas en pedacitos. Pica las hojas verdes en trozos grandes.
2. En una juguera, añade las remolachas, las hojas verdes, el apio y las manzanas. Extrae el jugo.
3. Sirve en vasos.

Capítulo 14

Jugos para bajar la presión arterial

La presión con la que la sangre empuja contra las paredes de las arterias se conoce como presión arterial. Por lo general, sube y baja a lo largo del día. Hablamos de hipertensión si es superior al rango normal de 120/80 mmHg. Este es un factor de riesgo para otras condiciones de salud, como las enfermedades cardíacas, los accidentes cerebrovasculares y los ataques cardíacos. El potasio, los flavonoides y otros nutrientes útiles que se encuentran en las frutas y verduras ayudan a reducir y regular la presión arterial (Cassidy et al., 2011). Un buen hábito es incorporar bayas, plátanos, kiwis, melones y hojas verdes a la dieta. Asegúrate de que tu organismo obtenga su dosis diaria de nutrientes, junto con otros compuestos vegetales útiles necesarios para regular la presión arterial, con las recetas de este capítulo.

Jugo verde

Porciones: 1

Tamaño de la porción: 1 taza

Ingredientes:

- ½ manzana verde, sin corazón
- 2 tallos de apio
- ½ limón pelado
- 1 pepino
- ½ atado grande de perejil
- 2 pulgadas de jengibre fresco

Modo de preparación:

1. Lava las verduras y la manzana. Pica la manzana, el apio y el pepino en pedacitos.
2. Pica el perejil en trozos grandes.
3. En una juguera, coloca la manzana, el apio, el limón, el pepino, el perejil y el jengibre. Extrae el jugo.
4. Sirve el jugo en un vaso.

Jugo de piña y apio

Porciones: 2

Tamaño de la porción: 1 taza

Ingredientes:

- 2 tazas de piña picada
- 1 zucchini grande
- 1 pepino
- 2 tazas de hojas de apio
- 2 atados grandes de perejil
- 2 pulgadas de jengibre fresco

Modo de preparación:

1. Lava las verduras.
2. Pica el zucchini y el pepino en pedacitos.
3. En una juguera, coloca la piña, el zucchini, el pepino, el apio, el perejil y el jengibre. Extrae el jugo.
4. Sirve el jugo en vasos con hielo.

Jugo de remolacha, zanahoria, piña, naranja y jengibre

Porciones: 1–2

Tamaño de la porción: 1 taza

Ingredientes:

- 4 remolachas pequeñas
- 3 tazas de piña fresca picada
- 2 pulgadas de jengibre fresco
- 4 naranjas
- 8 zanahorias grandes

Modo de preparación:

1. Lava las verduras y las naranjas.
2. Pica las remolachas y las zanahorias en pedacitos. Pela las naranjas y separa los gajos.
3. En una juguera, coloca las remolachas, la piña, el jengibre, las naranjas y las zanahorias. Extrae el jugo.
4. También puedes usar una licuadora hasta obtener una mezcla bien líquida.
5. Sirve en vasos, con hielo.

Jugo de pera y zucchini

Porciones: 2

Tamaño de la porción: 1 taza

Ingredientes:

- 2 peras, sin corazón
- 5 tallos de apio
- 1 pomelo
- 4 zucchinis
- 2 atados grandes de cilantro
- 2 pulgadas de cúrcuma fresca

Modo de preparación:

1. Lava las verduras y frutas.
2. Pica las peras, el apio y el zucchini en pedacitos. Pela el pomelo. Separa los gajos.
3. En una juguera, coloca las peras, el pomelo, el zucchini, el cilantro, la cúrcuma y el apio. Extrae el jugo.
4. Sirve en vasos, con hielo.

Jugo de remolacha, zanahoria, piña y naranja

Porciones: 1

Tamaño de la porción: 1 taza

Ingredientes:

- 1 remolacha pequeña
- 2 tazas de piña picada con su tronco
- 2 zanahorias grandes
- 1 naranja mediana

Modo de preparación:

1. Lava la remolacha, las zanahorias y la naranja.
2. Pica las zanahorias y la remolacha en pedacitos. Pela la naranja y separa los gajos.
3. En una juguera, coloca la remolacha, la piña, las zanahorias y la naranja. Extrae el jugo.
4. Sirve en vasos con hielo.

Jugo tropical de zanahoria

Porciones: 2

Tamaño de la porción: 1 taza

Ingredientes:

- ½ taza de zanahorias picadas
- ½ taza de piña picada fresca
- agua, tanta como sea necesaria
- ½ taza de mango cortado en cubitos
- ½ pulgada de jengibre fresco

Modo de preparación:

1. Pela y ralla el jengibre.
2. En una juguera, coloca las zanahorias, la piña, el agua, el mango y el jengibre hasta que quede bien líquido.
3. Si prefieres, cuélalo y sirve.

Capítulo 15

Jugos antiinflamatorios

La respuesta del sistema inmune a cualquier lesión o infección se conoce como inflamación. Habitualmente, es una reacción extremadamente útil. Sin embargo, cuando se sale de control, es una condición crónica que afecta a la salud y puede provocar hipertensión, mala salud cardiovascular, artritis, entre otras. Se puede enfrentar a la inflamación con la ingesta de alimentos antioxidantes y antiinflamatorios. Las frutas y verduras cumplen esta función; por ejemplo, bayas, aguacates (paltas), zanahorias, kale, las naranjas y espinaca. Puedes combatir a la inflamación bebiendo las recetas de jugo de frutas y verduras de este capítulo.

Jugo verde de piña

Porciones: 2

Tamaño de la porción: 1 taza

Ingredientes:

- 2 tazas de piña picada
- 4 tazas de espinaca picada
- 1 rama grande de apio
- 2 pulgadas de jengibre fresco
- 2 manzanas medianas sin el corazón
- ½ pepino pequeño
- ½ limón, sin pelar

Modo de preparación:

1. Lava las verduras y las manzanas.
2. Pica el apio, las manzanas y el pepino en pedacitos.
3. Añade en una juguera las manzanas, el apio, la piña, la espinaca, el jengibre, el limón y el pepino. Extrae el jugo.
4. Sirve en vasos.

Jugo de zanahoria, piña y cúrcuma

Porciones: 2

Tamaño de la porción: 1 taza

Ingredientes:

- 8 zanahorias
- 4 pulgadas de cúrcuma fresca
- 2 tazas de piña fresca picada
- 1/8 cucharadita de pimienta negra

Modo de preparación:

1. Pica las zanahorias en pedacitos. Corta la cúrcuma en pedacitos.
2. Coloca en una juguera las zanahorias, la cúrcuma y la piña. Extrae el jugo.
3. Sirve en vasos. Añade pimienta y revuelve. La pimienta ayuda al cuerpo a absorber la cúrcuma, que es un excelente antiinflamatorio.

Tónico de naranja

Porciones: 2

Tamaño de la porción: 1 taza

Ingredientes:

- 2 pulgadas de cúrcuma fresca
- 1 pulgada (3 centímetros) de jengibre fresco
- 1 limón
- 8 zanahorias
- 2 naranjas
- 6 tallos de apio

Modo de preparación:

1. Lava todas las verduras y las naranjas.
2. Pela el limón y corta en mitades o cuartos.
3. Pica las zanahorias y el apio en pedacitos. Pela las naranjas y separa los gajos.
4. Añade en una juguera la cúrcuma, el jengibre, el limón, las zanahorias, las naranjas y el apio. Extrae el jugo.
5. Sirve en vasos con hielo picado.

Jugo tropical picante de canela

Porciones: 1

Tamaño de la porción: 1 taza

Ingredientes:

- 1 pepino
- 7–8 trozos de cúrcuma fresca (de 3 pulgadas cada uno)
- 1 taza de trozos frescos de piña
- ½ cucharada de canela molida

Modo de preparación:

1. Lava el pepino y la cúrcuma.
2. Pica el pepino en pedacitos.
3. En una juguera, coloca el pepino, la cúrcuma y la piña. Extrae el jugo.
4. También puedes usar una licuadora hasta obtener una mezcla bien líquida. Extrae el jugo.
5. Pon en un vaso, añade canela y revuelve bien.

Jugo de uva y kale

Porciones: 2

Tamaño de la porción: 1 taza

Ingredientes:

- ½ limón
- 2 tazas de uvas
- 2 pulgadas de jengibre fresco
- 2 atados de kale

Modo de preparación:

1. Lava el limón, las uvas, el jengibre y el kale.
2. Pela el limón y corta en mitades. Pica las hojas de kale en trozos grandes.
3. En una juguera coloca el limón, las uvas, el jengibre y el kale. Extrae el jugo.
4. Sirve en vasos, con hielo.

Jugo de manzana y cúrcuma

Porciones: 1

Tamaño de la porción: 1 taza

Ingredientes:

- 1 cucharada de jugo de limón
- 1 manzana grande, sin corazón
- 1 taza hojas de menta
- ½ bulbo de hinojo
- ½ pepino
- 2 tazas de hojas de espinaca

Modo de preparación:

1. Lava las verduras y la manzana.
2. Pica la manzana, el bulbo de hinojo y el pepino en pedacitos.
3. Añade en una juguera la manzana, la menta, el hinojo, el pepino y la espinaca. Extrae el jugo.
4. Añade jugo de limón y revuelve.
5. Sirve tu vaso con hielo.

Jugo de arándano y manzana

Porciones: 1

Tamaño de la porción: 1 taza

Ingredientes:

- 1 manzana grande, sin corazón
- 1 taza de arándanos
- 1 taza de hojas de espinaca
- 2 pulgadas de cúrcuma fresca
- una pizca de pimienta

Modo de preparación:

1. Lava las frutas y la espinaca.
2. Pica las manzanas en pedacitos.
3. En una juguera, coloca las manzanas, los arándanos, la cúrcuma y la espinaca. Extrae el jugo.
4. Añade pimienta y revuelve. La pimienta ayuda a absorber mejor la cúrcuma.
5. Sirve con hielo.

Jugo de sandía

Porciones: 2

Tamaño de la porción: 1 taza

Ingredientes:

- 4 tazas de sandía sin semillas, cortada en trozos
- un puñado de hojas de albahaca
- jugo de lima

Modo de preparación:

1. Agrega en una licuadora la sandía, la albahaca y el jugo de lima. Licúa bien.
2. Sirve con hielo.

CAPÍTULO 16

Jugos antioxidantes

¿Qué son los antioxidantes? Son fitoquímicos que se encuentran en las plantas, junto con las vitaminas A y C, betacaroteno y selenio. Tu cuerpo puede producir algunos antioxidantes, pero la mayoría los obtiene de la dieta. Estas sustancias enlentecen y previenen el daño celular causado por los radicales libres. Los radicales libres son moléculas inestables creadas como reacción a diferentes presiones ambientales y de otro tipo dentro del cuerpo. Si los radicales libres no se eliminan, pueden provocar estrés oxidativo —asociado con la inflamación—, enfermedad cardíaca, artritis, problemas inmunológicos e incluso cáncer. Estos problemas pueden evitarse, al incorporar a la dieta antioxidantes (Lobo et al., 2010). Además, los antioxidantes ralentizan el envejecimiento, promueven el funcionamiento cognitivo, mejoran la salud mental y aumentan los niveles de energía. Los jugos antioxidantes de este capítulo combaten a los radicales libres y mejorarán tu salud y bienestar.

Jugo de arándano y granada

Porciones: 2

Tamaño de la porción: 1 taza

Ingredientes:

- 2 tazas de arándanos
- ½ pulgada de jengibre fresco
- ½ mandarina
- ½ manzana, sin corazón
- 1/3 limón
- ½ taza de semillas de granada
- 1 diente de ajo pequeño

Modo de preparación:

1. Lava todas las frutas y el jengibre. Pela la naranja y separa los gajos.
2. Añade en una juguera los arándanos, el jengibre, la naranja, la manzana, el limón, la granada y el ajo. Extrae el jugo.
3. Sirve en vasos, con hielo.

Jugo de arándano y pepino

Porciones: 2

Tamaño de la porción: 1 taza

Ingredientes:

- 2 remolachas
- 12–15 arándanos
- 1 pepino
- 1 taza de cilantro picado
- 1 tomate
- 1/8 cucharadita de pimienta de Cayena
- 1/8 cucharadita de sal

Modo de preparación:

1. Lava las verduras y los arándanos.
2. Pica las remolachas, el tomate y el pepino en pedacitos.
3. En una juguera, coloca las remolachas, los arándanos, el pepino, el cilantro y el tomate. Extrae el jugo. Agrega pimienta de Cayena y sal.
4. Revuelve y sírvelo con hielo picado.

Jugo energético y antioxidante

Porciones: 2

Tamaño de la porción: 1 taza

Ingredientes:

- ½ col morada
- 1 pulgada (3 centímetros) de jengibre fresco
- 2 remolachas
- 2 ramitas de romero
- 4 naranjas

Modo de preparación:

1. Lava las verduras y las naranjas.
2. Pica la col y las remolachas en pedacitos. Pela las naranjas y separa los gajos.
3. En una juguera, coloca la col, el jengibre, las remolachas, el romero, las naranjas. Extrae el jugo.
4. Sirve con hielo.

Jugo de lechuga morada

Porciones: 2

Tamaño de la porción: 1 taza

Ingredientes:

- 2 lechugas moradas
- 1 pulgada (3 centímetros) de jengibre fresco
- 2 remolachas
- 2 ramitas de albahaca o tomillo
- 4 zanahorias moradas

Modo de preparación:

1. Lava todas las verduras.
2. Pica las zanahorias y las remolachas en pedacitos. Pica la lechuga en trozos grandes.
3. En una juguera, coloca la lechuga, el jengibre, las remolachas, las hierbas y las zanahorias. Extrae el jugo.
4. Sirve con hielo.

Jugo de patata dulce y col

Porciones: 2

Tamaño de la porción: 1/2 taza

Ingredientes:

- ½ col verde
- 1 pulgada (3 centímetros) de cúrcuma fresca
- 2 patatas dulces
- 2 ramitas de tomillo o romero
- 4 zanahorias

Modo de preparación:

1. Lava todas las verduras.
2. Pica la col, la patata dulce y las zanahorias en pedacitos.
3. En una juguera, coloca la col, la cúrcuma, las hierbas, las patatas dulces y las zanahorias. Extrae el jugo.
4. Sirve con hielo.

Capítulo 17

Jugos anticancerígenos y jugos para pacientes con cáncer

El cáncer consiste en una serie de enfermedades definidas por el desarrollo anormal de células que se dividen a un ritmo incontrolable. Estas células se infiltran y destruyen el tejido regular y sano, y ello lleva a la extensión del cáncer a través del cuerpo. Se cree que es la segunda causa de muerte en todo el mundo. Existe una relación visible entre ciertos tipos de cáncer y la dieta consumida. Una dieta rica en frutas y verduras ayuda a reducir el riesgo de cáncer de boca, colon, recto, esófago, pulmones y estómago (Donaldson, 2004). Las frutas y verduras que ayudan a combatir el cáncer son: toda la familia de las verduras crucíferas, acelga, espinaca, achicoria, zanahoria, brócoli, bayas, pomelo y aguacate (o palta). Utiliza las distintas recetas de jugos que te ofrecemos a continuación para obtener sus propiedades anticancerígenas. Asimismo, cualquier paciente que inicie un tratamiento contra el cáncer se verá favorecido con estos jugos.

Jugo de naranja y arándano

Porciones: 2

Tamaño de la porción: 1 taza

Ingredientes:

- 6 naranjas
- 2 zanahorias
- 1 taza de arándanos frescos o congelados
- 2 cucharaditas de canela molida

Modo de preparación:

1. Lava las verduras y frutas. Pela las zanahorias y córtalas en pedacitos.
2. Corta las naranjas en mitades; exprímelas con una juguera para cítricos.
3. Licúa bien las zanahorias y los arándanos.
4. Añade el jugo de naranja y licúa nuevamente hasta que quede bien diluido.
5. Revuelve, espolvoreando la canela y sirve en vasos.

Jugo de naranja, zanahoria y manzana

Porciones: 2

Tamaño de la porción: 1 taza

Ingredientes:

- 6 zanahorias
- 2 manzanas sin el corazón
- 2 naranjas
- 1 pulgada (3 centímetros) de jengibre fresco

Modo de preparación:

1. Lava todas las frutas y el jengibre.
2. Pica las manzanas y las zanahorias en pedacitos. Pela las naranjas y separa los gajos.
3. Añade en una juguera las manzanas, las zanahorias, las naranjas y el jengibre. Extrae el jugo.
4. Sirve con hielo.

Infusión para el desayuno

Porciones: 2–3

Tamaño de la porción: 1 taza

Ingredientes:

- 4 taza de fresas picadas, frescas o congeladas
- 2 naranjas
- 2 zanahorias

Modo de preparación:

1. Lava las frutas y las zanahorias.
2. Pica las zanahorias en pedacitos. Pela las naranjas y separa los gajos.
3. Coloca en una juguera las zanahorias, las naranjas y las fresas. Extrae el jugo.
4. Sirve con hielo.

Explosión de arándanos

Porciones: 3–4

Tamaño de la porción: 1 taza

Ingredientes:

- 2 tazas de arándanos
- 1 taza frambuesas
- 2 tazas de cerezas sin carozo
- 1 taza uvas tintas

Modo de preparación:

1. Lava todas las frutas.
2. En una juguera, coloca los arándanos, las frambuesas, las cerezas y las uvas. Extrae el jugo. También puedes usar una licuadora para los ingredientes. Licúa bien y extrae el jugo.
3. Sirve en vasos con hielo.

Atardecer naranja

Porciones: 3–4

Tamaño de la porción: 1 taza

Ingredientes:

- 4 naranjas
- 2 zanahorias
- 4 kiwis
- 2 tazas de papayas peladas, sin semillas y cortada en cubitos

Modo de preparación:

1. Lava la fruta y las zanahorias.
2. Pela las naranjas y separa los gajos. Pela las zanahorias y los kiwis; córtalos en pedacitos.
3. Añade las naranjas, las zanahorias, los kiwis y la papaya en una juguera. Extrae el jugo. También puedes usar una licuadora, en ese caso, añade un poco de agua y licúa bien. Extrae el jugo.
4. Sirve en vasos, con hielo.

Poder rosa

Porciones: 2

Tamaño de la porción: 1 vaso

Ingredientes:

- 2 tazas de semillas de granada
- 1 taza de cerezas sin carozo
- 4 ciruelas pasas sin carozo
- 1 taza de fresas

Modo de preparación:

1. Lava todas las frutas.
2. En una juguera, coloca las granadas, las cerezas, las ciruelas pasas y las fresas. Extrae el jugo.
3. Sirve con hielo.

Explosión naranja

Porciones: 2

Tamaño de la porción: 1 taza

Ingredientes:

- 4 zanahorias
- ½ melón
- 4 damascos sin carozo

Modo de preparación:

1. Lava todas las frutas y las zanahorias.
2. Pela y corta las zanahorias y el melón en pedacitos. Desecha las semillas del melón.
3. Coloca las zanahorias, el melón y los damascos en una juguera. Extrae el jugo. También puedes usar una licuadora y licuarlos hasta que queden bien líquidos.
4. Sirve en vasos con hielo.

Jugo de arándanos y manzana

Porciones: 2

Tamaño de la porción: 1 taza

Ingredientes:

- 4 manzanas sin el corazón
- 6 zanahorias
- 1 ½ taza de arándanos frescos o congelados

Modo de preparación:

1. Lava las zanahorias y la fruta. Pela las manzanas y las zanahorias; córtalas en pedacitos.
2. Licúa bien las manzanas, las zanahorias y los arándanos.
3. Mientras licúas, si es necesario, agrega un poco de agua. Cuela si así lo prefieres y sírvelo con hielo.

Jugo de jengibre, canela, zanahoria y calabaza

(Para pacientes de cáncer para fortalecer la inmunidad)

Porciones: 1

Tamaño de la porción: 1 vaso

Ingredientes:

- 1 zanahoria
- ½ pepino pequeño
- 1 pulgada (3 centímetros) de jengibre fresco
- 2 tazas de calabaza pelada, sin semillas
- una pizca de sal marina
- 1 cucharada de jugo de limón
- 1/8 cucharadita de canela molida o la cantidad que prefieras

Modo de preparación:

1. Lava todas las verduras. Pica la zanahoria y el pepino en pedacitos.

2. En una juguera, coloca la zanahoria, el pepino, el jengibre y la calabaza. Extrae el jugo.

3. Añade sal, jugo de limón, canela y revuelve.

4. Sírvelo con hielo si gustas.

Jugo de zanahoria

(Para pacientes de cáncer con estreñimiento)

Porciones: 1

Tamaño de la porción: 1 taza

Ingredientes:

- 4 naranjas
- 4 zanahorias
- 1 cucharada de jugo de limón

Modo de preparación:

1. Lava las zanahorias y las naranjas.

2. Pela las zanahorias y corta en pedacitos. Corta las naranjas en mitades. Haz jugo de zanahorias con la juguera.

3. Usa un exprimidor de cítricos para obtener el jugo.
4. Combina el jugo de naranja, el de zanahoria y el de limón en un vaso y sirve.

Jugo de la máquina verde

(Energizante para pacientes con cáncer)

Porciones: 1

Tamaño de la porción: 1 taza

Ingredientes:

- 1 pepino mediano
- 2 tazas de kale picado
- 2 pulgadas de jengibre fresco
- 1 taza perejil
- 2 tallos de apio
- 2 tazas de espinaca
- jugo de limón

Modo de preparación:

1. Lava todas las verduras.
2. Pica el pepino en pedacitos.
3. En una juguera, coloca el pepino, el jengibre, las hojas verdes y el apio. Extrae el jugo.
4. Añade jugo de limón y revuelve.
5. Sírvelo con hielo si gustas.

Jugo de plátano, manzana y jengibre

(Para pacientes de cáncer con náuseas)

Porciones: 1

Tamaño de la porción: 1 taza

Ingredientes:

- 1 plátano
- 1 tallo de apio
- 1 manzana grande, sin corazón
- 2 pulgadas de jengibre fresco

- agua, tanta como sea necesaria

Modo de preparación:

1. Lava todas las frutas, el apio y el jengibre.
2. Pela y corta el plátano y la manzana en pedacitos. Pela el jengibre y corta en rodajas. Pica el apio en trozos de dos pulgadas.
3. Licúa bien el plátano, el apio, la manzana, el jengibre y el agua.
4. Sirve el jugo en un vaso.

Jugo poderoso de proteínas

(Para pacientes de cáncer con pérdida de apetito o de peso)

Porciones: 1

Tamaño de la porción: 1 taza

Ingredientes:

- 1 cucharadita semillas de chía
- miel a gusto

- 1 cucharada de cocoa en polvo
- ½ aguacate (o palta) mediano
- 1 cucharada mantequilla de maní
- ½ taza de leche de avena

Modo de preparación:

1. Añade en una licuadora las semillas de chía, la miel, la cocoa, el aguacate, la leche de avena, la mantequilla de maní y licúa hasta que quede bien diluido.
2. Pon en un vaso y sirve con hielo si gustas.

Jugo verde ácido

(Para pacientes con cáncer que sufren sequedad en la boca)

Porciones: 1

Tamaño de la porción: 1 taza

Ingredientes:

- ¼ plátano

- ¼ pera sin corazón
- el jugo de ½ limón
- el jugo de ½ lima
- ¼ manzana Granny Smith, sin corazón
- 1 taza espinaca
- miel a gusto

Modo de preparación:

1. Lava las frutas y la espinaca. Pela la manzana, el plátano, la pera y córtalos en pedacitos.
2. Añade en una licuadora el plátano, la manzana, la pera, la espinaca, la miel, los jugos de lima y de limón, cerca de ½ taza de agua y licúa bien.
3. Sirve con hielo si gustas.

Capítulo 18

Jugos para diabéticos

La diabetes es una condición crónica de salud que dificulta la conversión de los alimentos en energía por parte de tu cuerpo. La insulina es una hormona producida por el páncreas para regular el nivel de azúcar o glucosa en el torrente sanguíneo. En los diabéticos o bien el cuerpo no puede producir suficiente insulina o no puede utilizar la insulina disponible para regular los niveles de glucosa. Es un factor de riesgo para otras afecciones como trastornos cardiovasculares, problemas de salud cognitiva, afecciones cutáneas y pérdida de audición también. Una mayor ingesta de frutas y verduras puede reducir el riesgo de diabetes tipo 2 (Ping-Yu Wang et al., 2015). Enfrenta la diabetes y regula tus niveles de azúcar en la sangre añadiendo algunas frutas y verduras como bayas, cítricos, manzanas, cerezas, verduras de hoja verde y calabacín a tu dieta. Usa las recetas de jugos saludables y nutritivos de frutas y verduras proporcionadas aquí para estabilizar tus niveles de azúcar en la sangre.

Jugo amargo de melón

Porciones: 1

Tamaño de la porción: 1 taza

Ingredientes:

- 1 melón amargo
- ½ pepino pequeño
- 1 tomate

Modo de preparación:

1. Lava el melón, el pepino y el tomate.
2. Pícalos en pedacitos.
3. Añade el melón, el pepino y el tomate en la licuadora. Añade cerca de ¼ taza de agua y licúa bien.
4. Extrae el jugo y sirve. Esta receta permite obtener aproximadamente 1/3 tazas de jugo.
5. Toma este jugo con el estómago vacío por la mañana, al menos una hora antes del desayuno.

Jugo de manzana y pepino

Porciones: 1

Tamaño de la porción: 1 taza

Ingredientes:

- 1 pepino
- 1 manzana

Modo de preparación:

1. Lava el pepino y la manzana. Pélalos y córtalos en pedacitos.
2. Añade en una juguera el pepino y la manzana. Extrae el jugo. También puedes usar una licuadora hasta obtener una mezcla bien líquida. Si lo prefieres, puedes colar el líquido y servirlo con hielo.

Jugo de fresa y kale

Porciones: 1

Tamaño de la porción: 1 taza

Ingredientes:

- 3 hojas de kale grandes y frescas
- ¾ tazas de fresas frescas
- ½ taza de agua fría
- 1 pulgada (3 centímetros) de jengibre fresco, pelado
- 1 ½ cucharada de jugo de lima

Modo de preparación:

1. Quítale el tronquito a las fresas y córtalas. Pica las hojas de kale en trozos grandes.
2. Añade las fresas, el kale, el jugo de lima, el agua fría y el jengibre en la licuadora.
3. Licúa hasta que quede bien líquida la mezcla. Extrae el jugo y sírvelo con hielo.

Jugo de pepino, pera, jengibre y limón

Porciones: 1

Tamaño de la porción: 1 taza

Ingredientes:

- 1 pepino
- 1 pera, sin corazón
- 1 pulgada (3 centímetros) de jengibre fresco, pelado
- jugo de ½ limón

Modo de preparación:

1. Lava el pepino y la pera. Pélalos y córtalos en pedacitos.
2. Añade en una juguera el pepino, la pera y el jengibre. Extrae el jugo. Revuelve, añadiendo jugo de limón.
3. También puedes usar una licuadora hasta obtener una mezcla bien líquida. Cuélalo, si gustas, y sirve con hielo.

Jugo de manzana y zanahoria

Porciones: 1

Tamaño de la porción: 1 taza

Ingredientes:

- 1 ½ manzana verde sin el corazón
- 1 ½ manzana roja sin el corazón
- 1 pulgada (3 centímetros) de jengibre fresco
- 2 zanahorias

Modo de preparación:

1. Lava y pela las manzanas y las zanahorias.
2. Pícalas en pedacitos.
3. Añade en una juguera las manzanas, el jengibre y las zanahorias. Extrae el jugo.
4. Pon en un vaso y sirve con hielo.

Jugo de col y manzana

Porciones: 1

Tamaño de la porción: 1 taza

Ingredientes:

- 2 tazas de acelga picada

- 1 taza de kale picado
- 2 tazas de col picada
- 2 manzanas sin el corazón
- 1 tallo de apio
- jugo de ½ limón

Modo de preparación:

1. Lava todas las verduras y las manzanas.
2. Pica el apio y las manzanas en pedacitos.
3. Añade las hojas verdes, la col, las manzanas y el apio en una juguera. Extrae el jugo.
4. Revuelve y agrega el jugo de limón.
5. Sirve con hielo si gustas.

Jugo de vegetales

Porciones: 1

Tamaño de la porción: 1 taza

Ingredientes:

- 1 zanahoria
- 1 tallo de apio
- ½ pepino
- 1 tomate
- 1 taza de espinaca
- 1 taza de perejil
- 1 taza de lechuga
- 1 taza berro
- 2 dientes de ajo
- 4 grosellas de la India (amla), sin semillas

Modo de preparación:

1. Lava todas las verduras. Pica la zanahoria, el apio, el pepino y el tomate en pedacitos.
2. Añade la zanahoria, el apio, el pepino, el tomate, el ajo, las grosellas de la India y las hojas verdes en una juguera. Extrae el jugo.
3. Sirve con hielo.

Capítulo 19

Jugos para el embarazo

Durante el embarazo, el cuerpo de la madre necesita más energía para que el feto pueda desarrollarse. Por ello, es importante evitar las calorías vacías y reemplazarlas por alimentos nutritivos. Consumir frutas y verduras durante el embarazo asegura que tanto la madre como el feto obtengan la nutrición que necesitan (Mary M. Murphy et al., 2014). Algunas frutas y verduras muy nutritivas y saludables para el embarazo son: mangos, limones, aguacates, bayas, naranjas, manzanas y plátanos. ¡Prueba los jugos de este capítulo para satisfacer las necesidades nutricionales de tu gestación!

Jugo verde

Porciones: 1

Tamaño de la porción: 1 taza

Ingredientes:

- 1 pepino
- 3 tallos de apio
- 3 manzanas verdes medianas
- 1 pulgada de jengibre fresco (opcional)

Modo de preparación:

1. Lava las verduras y las manzanas.
2. Pica el pepino, el apio y las manzanas en pedacitos.
3. Coloca en una juguera el pepino, el apio, el jengibre y las manzanas verdes. Extrae el jugo.
4. Sirve con hielo.

Jugo de naranja verde

Porciones: 1

Tamaño de la porción: 1 taza

Ingredientes:

- 4 naranjas

- 1 taza de espinaca
- 6 hojas de kale
- 10 tallos de espárragos

Modo de preparación:

1. Lava las naranjas y las verduras.
2. Pela las naranjas y separa los gajos. Pica el kale y los espárragos en trozos grandes.
3. Añade las naranjas, la espinaca, el kale y los espárragos en una juguera. Extrae el jugo.
4. Sirve con hielo.

Jugo para aliviar las náuseas matinales

Porciones: 1

Tamaño de la porción: 1 taza

Ingredientes:

- 2 manzanas sin el corazón
- 1 pulgada (3 centímetros) de jengibre fresco
- 2 tallos de apio

Modo de preparación:

1. Lava las manzanas, el jengibre y el apio.
2. Pica el apio y las manzanas en pedacitos.
3. Añade en una juguera las manzanas, el jengibre y el apio. Extrae el jugo.
4. Sirve con hielo si gustas.

Jugo de frutas *veggie*

Porciones: 1

Tamaño de la porción: 1 taza

Ingredientes:

- 1 manzana grande
- 2 zanahorias pequeñas
- 1 naranja
- 1 remolacha
- 1 pulgada (3 centímetros) de jengibre fresco
- ½ cucharada de jugo fresco de limón

Modo de preparación:

1. Lava todas las frutas y las verduras.
2. Pica las zanahorias, la manzana y la remolacha en pedacitos.
3. Pela la naranja y separa los gajos.
4. Añade en una juguera la manzana, las zanahorias, la naranja, la remolacha y el jengibre. Extrae el jugo. Revuelve y agrega el jugo de limón.
5. Sirve con hielo.

Jugo hidratante combinado

Porciones: 1

Tamaño de la porción: 1 taza

Ingredientes:

- 1 taza de sandía picada
- ½ pepino pequeño
- 1 pulgada (3 centímetros) de jengibre fresco

- 1 naranja
- un puñado de hojas de menta

Modo de preparación:

1. Lava el pepino, el jengibre, la naranja y la menta.
2. Pica el pepino en pedacitos. Pela y quita las semillas a la naranja. Remueve la fibra de la naranja.
3. Licúa bien el pepino, la naranja, el jengibre, la menta y la sandía. Añade un poco de agua y sigue licuando hasta diluir.
4. Sirve con hielo.

Jugo verde para las nauseas

Porciones: 1

Tamaño de la porción: 1 taza

Ingredientes:

- 4 manzanas verdes sin el corazón
- 2 pulgadas de jengibre fresco

- 2 limones
- un puñado de hojas de menta

Modo de preparación:

1. Lava las manzanas, el limón, el jengibre y la menta.
2. Pica las manzanas en pedacitos. Pela los limones y corta en mitades.
3. En una juguera, coloca las manzanas, el jengibre, los limones y las hojas de menta. Extrae el jugo.
4. Sirve y decora con hojas de menta.

CAPÍTULO 20

Jugos para la salud capilar

Si te gusta tener el cabello brillante, saludable y fuerte, presta atención a la dieta que consumes. A diario perdemos folículos pilosos, y eso es normal. Pero si hay exceso de caída, el cabello se ve opaco, o frágil, estamos ante signos de una dieta insuficiente. Si quieres un cabello sano, es necesario aumentar el consumo de verduras y frutas, como hojas verdes, bayas, aguacates y nueces (Hayk S. Arakelyan, 2018). ¡Las recetas presentadas a continuación harán más saludable a tu cabello!

Jugo de patatas

(Para reducir la caída del cabello)

Porciones: 1

Tamaño de la porción: 1 vaso

Ingredientes:

- 2 patatas medianas, peladas

Modo de preparación:

1. Pica las patatas en pedacitos. Lávalas bien.
2. Pon las patatas en la licuadora con un poco de agua.
3. Licúa hasta que quede bien líquida la mezcla. Extrae el jugo.
4. Sirve de inmediato y toma entre comidas. No bebas más de 1 vaso al día.

Jugo fresco de naranja

(Para reducir la caída del cabello)

Porciones: 1

Tamaño de la porción: 1 taza

Ingredientes:

- 5–6 naranjas frescas

Modo de preparación:

1. Lava las naranjas y córtalas en mitades de manera transversal.
2. Haz jugo de naranja con un exprimidor de cítricos.
3. Añade el endulzante de tu preferencia, si gustas.
4. Sirve con hielo. No bebas el jugo con el estómago vacío o antes de ir a dormir.

Jugo de amla (grosella de la India)

(Para el crecimiento del cabello)

Porciones: 1

Tamaño de la porción: 1 taza

Ingredientes:

- 1 ½ taza de amla (grosella de la India) picada
- ¼ taza de agua
- miel a gusto (opcional)

Modo de preparación:

1. Lava las grosellas. Descarta la semilla y corta en trozos pequeños. Licúa bien el amla con agua.

2. Extrae el jugo. Deberías obtener cerca de ½ - ¾ taza de jugo. No bebas más de ¾ taza de este jugo por día. Diluye con agua si gustas. Aún después de diluido, no tomes más de una taza de este jugo por día.

3. Endulza con miel, si gustas, y tómalo luego de comer. No lo bebas con el estómago vacío, ni más de una vez al día.

Jugo de zanahoria

(Para favorecer el crecimiento capilar)

Porciones: 1

Tamaño de la porción: 1 taza

Ingredientes:

- 8–10 zanahorias

Modo de preparación:

1. Lava las zanahorias y pícalas en pedacitos.
2. Colócalas en una juguera. Extrae el jugo. Puedes beber este jugo a lo largo del día, e incluso, entre comidas. Hasta 2 vasos de jugo de zanahoria a diario es lo recomendable.

Jugo de áloe vera

(Para el crecimiento del cabello y para reducir la caspa)

Porciones: 1

Tamaño de la porción: 1 taza

Ingredientes:

- ½ taza de gel de áloe vera fresco
- 1 cucharadita de jugo de limón fresco
- ½ taza de agua
- miel a gusto

Modo de preparación:

1. Toma una hoja de áloe vera. Quita las partes verdes y separa la pulpa.

2. Pon la pulpa en la licuadora con agua. Licúa hasta que la mezcla quede bien líquida.
3. Revuelve con miel y jugo de limón.
4. Sírvelo. Este jugo es más efectivo si lo bebes por la mañana con el estómago vacío.
5. Puedes beber hasta dos vasos de jugo por día.

Jugo de espinaca

(Para reducir la caída del cabello)

Porciones: 1

Tamaño de la porción: 1 taza

Ingredientes:

- 2 tazas de hojas frescas de espinaca
- 2 pulgadas de jengibre fresco
- jugo de ½ limón
- miel a gusto (opcional)

Modo de preparación:

1. Lava la espinaca y corta en trozos grandes.
2. Añade la espinaca, el jugo de limón, el jengibre y un poco de agua en la licuadora.
3. Licúa hasta que quede bien diluido. Extrae el jugo a través de un colador de malla de alambre fino.
4. Añade miel a gusto y revuelve.
5. Sírvelo.

Capítulo 21

Jugos para la salud hepática

El hígado es uno de los órganos más importantes del cuerpo. ¿Sabías que desempeña más de 500 funciones en el organismo? Es el órgano sólido más grande y el único capaz de regenerarse. Ayuda a producir bilis, favorece la coagulación de la sangre, metaboliza las grasas y los carbohidratos y almacena vitaminas y minerales. Si el hígado no está sano o no funciona como es debido, se producirá una acumulación de toxinas (Arjun Kalra et al., 2022). También afecta al funcionamiento del sistema digestivo y provoca fluctuaciones del azúcar en sangre. Beber los jugos sanos de frutas y verduras que se ofrecen a continuación te ayudará a mejorar la salud del hígado.

Desintoxicante del hígado

Porciones: 2

Tamaño de la porción: 1 taza

Ingredientes:

- 1 remolacha
- 4 zanahorias
- 1 atado de espinaca
- jugo de limón
- 1 atado pequeño de perejil
- 1 pepino
- 6 tallos de apio

Modo de preparación:

1. Lava todas las verduras.
2. Pica la remolacha, las zanahorias, el pepino y el apio en pedacitos.
3. Rasga las hojas de espinaca y perejil.
4. En una juguera, coloca las remolachas, las zanahorias, la espinaca, el perejil, el pepino y el

apio. Extrae el jugo. Añade jugo de limón y revuelve.

5. Pon el jugo en vasos y sirve.

Jugo depurador del hígado

Porciones: 2

Tamaño de la porción: 1 taza

Ingredientes:

- 8 zanahorias medianas
- 2 remolachas con hojas
- 2 manzanas grandes sin el corazón
- 6 hojas de remolacha
- 2 tallos de apio
- 1 pulgada (3 centímetros) de jengibre

Modo de preparación:

1. Pica las manzanas, las zanahorias, el apio y las remolachas en pedacitos. Rasga las hojas de remolacha (no los tallos) en trozos grandes.

2. Pon en la juguera todos los ingredientes. Extrae el jugo.

3. Sirve en vasos con hielo picado.

Jugo de hierbas y espárrago

Porciones: 1

Tamaño de la porción: 1 taza

Ingredientes:

- ½ pepino
- 5 tallos de apio
- ½ taza de picado cilantro
- ½ taza de picado perejil
- 1 onza de jugo de áloe vera
- 2–3 espárragos trocitos
- 1 limón

Modo de preparación:

1. Lava todas las verduras.

2. Pela el limón. Corta el apio, los espárragos y el pepino en pedacitos.

3. En una juguera, coloca el pepino, el apio, el cilantro, el perejil, el limón y los espárragos. Añade el líquido de áloe vera y revuelve.

4. Pon en un vaso. Añade hielo y sírvelo.

Capítulo 22

Treinta días de jugos

Hacer jugos es fácil y conveniente, además es una manera increíble de obtener todos los nutrientes necesarios para el cuerpo. Se pueden preparar jugos deliciosos y nutritivos en un par de minutos. Beber jugo saludable al menos una vez por día repara cualquier déficit nutricional en tu dieta cotidiana. En este capítulo, te presentaremos una variedad de jugos que puedes beber durante 30 días para mejorar tu salud general, perder peso y sentirte en forma.

(Todos los jugos son para 1 porción de 1 vaso).

Día 1: Jugo de jengibre y limón

Ingredientes:

- 1 corazón de lechuga romana picada

- 1 taza de espinaca picada
- 4 tallos de apio, cortados en trozos de 2 pulgadas
- jugo de 1/3 limón
- ½ atado de kale o col rizada
- 2 puñados de perejil
- 1 pieza de jengibre de 2 pulgadas

Modo de preparación:

1. En una juguera, pon todas las verduras. Extrae el jugo. Pon en un vaso. Revuelve, añade jugo de limón y sirve.

Día 2: Jugo de menta y bayas

Ingredientes:

- 1 kiwi pelado y picado
- 1 taza de arándanos
- 1 taza de hojas de menta
- un puñado de fresas picadas

Modo de preparación:

1. Licúa bien todas las frutas y las hojas de menta.
2. Extrae el jugo y sirve.

Día 3: Jugo dulce de piña

Ingredientes:

- 1 taza de piña cortada en cubitos
- 3 tazas de espinaca picada
- 6 tallos de apio, picados en piezas de 2 pulgadas
- 12 hojas de kale picado
- 1 pepino pequeño pelado y picado
- 1 pieza de jengibre de 1/2 pulgada

Modo de preparación:

1. En una juguera, coloca la piña, las verduras y las hojas. Extrae el jugo y sirve.

Día 4: Jugo brillante de granada y arándano

Ingredientes:

- 1 taza arándanos
- 1 ¼ taza de granada

Modo de preparación:

1. En la juguera, pon la granada y los arándanos. Extrae el jugo y sirve.

Día 5: Jugo delicioso de zanahoria

Ingredientes:

- 8 zanahorias peladas y picadas en pedacitos
- 2 tazas de hierba de trigo recortada

Modo de preparación:

1. Pon algunas zanahorias en la juguera y luego la hierba de trigo.
2. Luego, agrega el resto de las zanahorias a la juguera. Extrae el jugo y sirve.

Día 6: Jugo de lavanda y piña

Ingredientes:

- 2 cucharadas de pimpollos de lavanda fresca
- 1 ½ taza de piña pelada y cortada en cubitos
- tallos de lavanda para decorar

Modo de preparación:

1. Licúa bien los pimpollos con la piña.
2. Extrae el jugo. Decora con tallos de lavanda y sirve.

Día 7: Jugo de pepino y manzana

Ingredientes:

- 7 hojas de kale picado
- 1 pepino pequeño picado
- 1 manzana sin corazón y picada
- jugo de 1/3 limón

- 1 taza de espinaca picada
- 2 tallos de apio, cortado en trozos de 2 pulgadas
- 1 trozo de jengibre de ½ pulgada

Modo de preparación:

1. En una juguera, coloca la manzana y las verduras. Extrae el jugo.
2. Pon en un vaso. Revuelve, añade jugo de limón y sirve.

Día 8: Mix de zanahorias, manzanas y remolachas

Ingredientes:

- ½ pera pelada, sin el corazón y picada
- 1 ½ manzanas pelada y sin corazón
- 2 zanahorias peladas y cortadas en cubitos
- 2 remolachas peladas y cortadas en cubitos
- 1 taza de col picada
- 6 puñados de acelga

Modo de preparación:

1. En una juguera, coloca las frutas y las verduras. Extrae el jugo.
2. Sirve el jugo en un vaso.

Día 9: Jugo refrescante de manzanas, remolachas y zanahorias

Ingredientes:

- 2 manzanas picadas
- 1 zanahoria grande, pelada y cortada en rodajas
- 2 puñados de espinaca o kale
- 1 remolacha pelada y picada
- 2 trozos de jengibre de 1 pulgada cada uno (3 centímetros)

Modo de preparación:

1. En una juguera, coloca las manzanas y las verduras. Extrae el jugo.
2. Sirve el jugo en un vaso.

Día 10: Paraíso tropical

Ingredientes:

- 1 taza piña pelada y cortada en cubitos
- ½ pera pelada sin corazón y cortada en cubitos
- ½ taza de zarzamoras
- 20 hojas de menta
- 1 kiwi pelado y cortado en cubitos

Modo de preparación:

1. Licúa bien las frutas y las hojas de menta.
2. Extrae el jugo y sirve.

Día 11: Jugo de manzana y melón

Ingredientes:

- 1 manzana sin corazón, cortada en cubitos
- ¼ melón dulce, pelado, sin semillas y cortado en cubitos
- ¼ melón común, pelado, sin semillas y cortado en cubitos

- 10-12 hojas de acelga picadas
- 10-12 hojas de kale picado

Modo de preparación:

1. Pon las frutas y las hojas verdes en la juguera. Extrae el jugo.
2. Sirve el jugo en un vaso.

Día 12: Jugo de pepino y manzana

Ingredientes:

- 5 hojas de kale picado
- 1/3 pepino pelado y picado
- 1 manzana pelada, sin corazón y picada
- 3 tazas de espinaca
- 3 tallos de apio picados en trozos de 2 pulgadas
- 1 trozo de jengibre de 1/2 pulgada

Modo de preparación:

1. En una juguera, coloca las verduras y la manzana. Extrae el jugo.
2. Sirve el jugo en un vaso.

Día 13: Jugo de zanahoria, remolacha y apio

Ingredientes

- 2–3 zanahorias picadas
- 1 raíz de apio pelada y cortada en cubitos
- 1 ½ manzana pelada, sin corazón y picada
- 2 remolachas peladas y cortadas en cubitos
- 1 trozo de jengibre de 1/2 pulgada

Modo de preparación:

1. En una juguera, coloca las verduras y la manzana. Extrae el jugo.
2. Sirve el jugo en un vaso.

Día 14: Jugo de zanahoria y tomate

Ingredientes:

- 4 remolachas rojas peladas y cortadas en cubitos
- 3 zanahorias peladas y cortadas en cubitos

- 3 tallos de apio picados en trocitos de 2 pulgada
- 5 tomates morados
- 5 tazas aproximadas de perejil picado, con hojas y tallos
- ½ pimiento jalapeño sin semillas ni fibra
- 6 rabanitos rojos cortados en cubitos

Modo de preparación:

1. En una juguera pon todas las verduras, extrae el jugo y sirve.

Día 15: Jugo de zanahoria, piña y naranja

Ingredientes:

- 1 taza de piña picada en cubitos
- 2 zanahorias peladas y cortadas en cubitos
- 1 naranja pelada sin semillas
- jugo de 1/2 limón

Modo de preparación:

1. En una juguera, coloca la piña, las zanahorias y la naranja. Extrae el jugo.
2. Pon en un vaso. Revuelve, añade jugo de limón y sirve.

Día 16: Jugo cascada cítrica

Ingredientes:

- 4 taza de corazones de lechuga romana
- 2 naranjas peladas separadas en gajos
- 4 tallos de apio picado en trocitos
- 1 manzana Golden Delicious, sin corazón, cortada en cubitos
- 1 pepino, cortado en cubitos

Modo de preparación:

1. En la juguera pon el apio y luego la lechuga, la manzana, la naranja y el pepino.
2. Extrae el jugo y sirve.

Día 17: Jugo de remolachas y naranjas

Ingredientes:

- 2 remolachas rojas peladas y cortadas en cubitos
- 3 naranjas peladas sin semillas

Modo de preparación:

1. En la juguera pon las naranjas y las remolachas, extrae el jugo y sirve.

Día 18: Jugo de pera e hinojo

Ingredientes

- 1 ½ bulbo de hinojo mediano pelado y cortado en cubitos
- 1 pera sin corazón cortada en cubitos

Modo de preparación:

1. En una juguera, coloca las peras y el hinojo, extrae el jugo y sirve.

Día 19: Jugo de tomates y pepino

Ingredientes:

- 2 tomates cortados a la mitad o en cuartos
- 3 tallos de apio picados en piezas de 2 pulgadas o 5 centímetros
- 1/3 cebolla morada cortada en trozos
- jugo de ½ lima
- ½ pepino grande pelado y picado
- ½ pimiento rojo picado
- 1 taza de perejil con ramitas y hojas, picado de manera rústica

Modo de preparación:

1. Licúa bien todas las verduras.
2. Extrae el jugo. Revuelve, agrega el jugo de lima y sirve.

Día 20: Jugo de jengibre y zarzamora

Ingredientes:

- 1 taza de uvas Concord
- 4 trozos de jengibre de 1 pulgada cada uno (3 centímetros)
- 2 manzanas Golden Delicious peladas sin corazón y cortadas en cubitos
- 1 taza de zarzamoras

Modo de preparación:

1. Licúa bien las uvas, las manzanas, el jengibre y las zarzamoras.
2. Extrae el jugo y sirve.

Día 21: Jugo de manzana y zanahoria

Ingredientes:

- 2 trozos de col morada
- 1 ½ manzana pelada sin corazón y cortada en cubitos

- 3 zanahorias peladas y picadas
- 7–8 hojas de acelga picadas
- 1 trozo de jengibre de 2 pulgadas
- jugo de 1/3 limón

Modo de preparación:

1. En una juguera, coloca las verduras y las manzanas. Extrae el jugo.
2. Pon en un vaso. Revuelve, añade jugo de limón y sirve.

Día 22: Manjar verde

Ingredientes:

- 4 taza de hojas de remolacha picada, acelga roja, kale, o espinaca
- 1 pera sin corazón cortada en cubitos
- ½ manzana sin corazón cortada en cubitos
- 6–7 fresas

- ½ taza de agua de coco

Modo de preparación:

1. Pon la manzana, las hojas verdes, las fresas y la pera en la juguera. Extrae el jugo.
2. Añade el agua de coco y revuelve, luego sirve.

Día 23: Jugo de espinaca y limón

- 2 manzanas verdes peladas sin corazón y picadas
- 7 hojas de kale picado
- 3 tallos de apio cortados en trozos de 2 pulgadas
- 4 puñados de espinaca
- ⅓ pepino, pelado y picado
- jugo de ⅔ limón

Modo de preparación:

1. En una juguera, coloca las manzanas y las verduras. Extrae el jugo.
2. Pon el jugo en un vaso. Revuelve, añade jugo de limón y sirve.

Día 24: Jugo amarillo dorado

Ingredientes:

- 2 patatas dulces peladas y cortadas en rodajas
- 2 pimientos rojos cortados en cubitos
- 1 ½ manzana sin el corazón, cortada en cubitos
- 2 zanahorias peladas y picadas
- 4 remolachas peladas y picadas
- 2 naranjas peladas y cortadas en rodajas

Modo de preparación:

1. En una juguera, coloca las verduras y las frutas, extrae el jugo y sirve.

Día 25: Jugo de espinaca y apio

Ingredientes:

- 2 bulbos de hinojo cortados en cubitos
- 2 tallos de apio cortados en piezas de 2 pulgadas o 5 centímetros

- ½ pepino grande pelado y cortado en cubitos
- 1 ½ taza de espinaca picada

Modo de preparación:

1. En una juguera, coloca los hinojos, la espinaca, el pepino y el apio. Extrae el jugo.
2. Sirve el jugo en un vaso.

Día 26: Jugo de naranja y arándano

Ingredientes:

- 1 taza de arándanos
- 1 pomelo rosado pequeño pelado y separado en gajos
- 3 limas peladas y cortadas en mitades
- 3 trozos de jengibre de 1 pulgada (3 centímetros)
- 2 naranjas peladas y separadas en gajos

Modo de preparación:

1. En una juguera, coloca el jengibre, las limas y las frutas. Extrae el jugo y sirve.

Día 27: Jugo de kale y jengibre

Ingredientes

- 2 manzanas verdes sin el corazón y cortadas en cubitos
- 3 zanahorias grandes
- 10 hojas de kale
- 6 puñados de espinaca
- 1 pieza de jengibre de 2 pulgadas o 5 centímetros

Modo de preparación:

1. En una juguera, coloca las manzanas y las verduras. Extrae el jugo y sirve.

Día 28: Jugo de lima y manzana

Ingredientes:

- ½ pepino grande pelado y picado
- 2 limas peladas y cortadas en mitades
- 2 manzanas Golden Delicious

- 4 taza de hojas y tallos de cilantro, picado de manera rústica
- 2 pimientos poblanos (sin semillas ni fibras)

Modo de preparación:

1. En una juguera, coloca las verduras y las manzanas. Extrae el jugo y sirve.

Día 29: Jugo ácido y refrescante de limón

Ingredientes:

- 2 limas peladas y cortadas en cuartos
- 2 limones pelados y cortados en cuartos
- 1 manzana verde pelada, sin corazón y cortada en cubitos
- 1 pera pelada, sin corazón y cortada en cubitos
- 4 zanahorias peladas y cortadas en cubitos
- 4 taza de col morada y triturada

- 2 trozos de jengibre de una pulgada

Modo de preparación:

1. En una juguera, coloca las frutas y las verduras. Extrae el jugo y sirve.

Día 30: Jugo de fresas y piña mentolado

Ingredientes:

- 1 taza de piña pelada y cortada en cubitos
- ½ pera pelada, sin corazón y cortada en cubitos
- ½ taza de fresas
- 20 hojas de menta

Modo de preparación:

1. En una juguera, coloca las frutas y las hojas de menta. Extrae el jugo y sirve.

Conclusión

Ahora que has llegado al final del libro, seguramente encontraste varias recetas que te gustaron. Cada receta en el libro tiene un conjunto preciso de instrucciones que facilitan la preparación del jugo, con ingredientes que pueden mejorar tu salud de varias maneras. Cada capítulo está dedicado a diferentes recetas que puedes utilizar para mejorar tu salud en general.

Es importante recordar que puedes variar los ingredientes, es decir, puedes modificar un poco las recetas para satisfacer tus necesidades, de acuerdo con los ingredientes frescos que tengas y el aporte nutritivo que debas cubrir.

Espero que disfrutes las recetas de este libro en familia y que tu salud mejore día a día.

Referencias

Arakelyan, H. (s.f). *(PDF) Hair and Food.* ResearchGate. Https://www.researchgate.net/publication/328802583_Hair_and_Food

Are There Health Benefits to Juicing? (2020, octubre 28). WebMD. https://www.webmd.com/diet/juicing-health-benefits

Cassidy, A., O'Reilly, É. J., Kay, C., Sampson, L., Franz, M., Forman, J. P., Curhan, G., & Rimm, E. B. (2011). Habitual intake of flavonoid subclasses and incident hypertension in adults. *The American Journal of Clinical Nutrition*, *93*(2), 338–347. https://doi.org/10.3945/ajcn.110.006783

Donaldson, M. S. (2004). Nutrition and cancer: A review of the evidence for an anti-cancer diet. *Nutrition Journal*, *3*(1). https://doi.org/10.1186/1475-2891-3-19

Esfahani, A., Wong, J. M. W., Truan, J., Villa, C. R., Mirrahimi, A., Srichaikul, K., & Kendall, C. W. C. (2011). Health effects of mixed fruit and vegetable concentrates: a systematic review of the clinical interventions. *Journal of the American College of Nutrition*, *30*(5), 285–294. https://doi.org/10.1080/07315724.2011.10719971

Ghose, B., & Yaya, S. (2018). Fruit and vegetable consumption and anemia among adult non-pregnant women: Ghana

Demographic and Health Survey. *PeerJ*, *6*. https://doi.org/10.7717/peerj.4414

Kalra, A., & Tuma, F. (2018, diciembre 18). *Physiology, Liver*. Nih.gov; StatPerals Publishing. https://www.ncbi.nlm.nih.gov/books/NBK535438/

Kiefer, I., Prock, P., Lawrence, C., Wise, J., Bieger, W., Bayer, P., Rathmanner, T., Kunze, M., & Rieder, A. (2004). Supplementation with Mixed Fruit and Vegetable Juice Concentrates Increased Serum Antioxidants and Folate in Healthy Adults. *Journal of the American College of Nutrition*, *23*(3), 205–211. https://doi.org/10.1080/07315724.2004.10719362

Klinder, A., Shen, Q., Heppel, S., Lovegrove, J. A., Rowland, I., & Tuohy, K. M. (2016). Impact of increasing fruit and vegetables and flavonoid intake on the human gut microbiota. *Food & Function*, *7*(4), 1788–1796. https://doi.org/10.1039/c5fo01096a

Lobo, V., Patil, A., Phatak, A., & Chandra, N. (2010). Free radicals, Antioxidants and Functional foods: Impact on Human Health. *Pharmacognosy Reviews*, *4*(8), 118–126. https://doi.org/10.4103/0973-7847.70902

Murphy, M., Stettler, N., Reiss, R., & Smith, K. (2014). Associations of consumption of fruits and vegetables during pregnancy with infant birth weight o small for gestational age births: a systematic review of the literature. *International Journal of Women's Health*, 899. https://doi.org/10.2147/ijwh.s67130

Ravn-Haren, G., Dragsted, L. O., Buch-Andersen, T., Jensen, E. N., Jensen, R. I., Németh-Balogh, M., Paulovicsová, B., Bergström, A., Wilcks, A., Licht, T. R., Markowski, J., & Bügel, S. (2012). Intake of whole apples or clear apple juice has contrasting effects on plasma lipids in healthy volunteers. *European Journal of Nutrition*, *52*(8), 1875–1889. https://doi.org/10.1007/s00394-012-0489-z

Wang, P.-Y., Fang, J.-C., Gao, Z.-H., Zhang, C., & Xie, S.-Y. (2015). Higher intake of fruits, vegetables o their fiber reduces the risk of type 2 diabetes: A meta-analysis. *Journal of Diabetes Investigation*, *7*(1), 56–69. https://doi.org/10.1111/jdi.12376

Zhang, Y.-J., Gan, R.-Y., Li, S., Zhou, Y., Li, A.-N., Xu, D.-P., & Li, H.-B. (2015). Antioxidant Phytochemicals for the Prevention and Treatment of Chronic Diseases. *Molecules*, *20*(12), 21138–21156. https://doi.org/10.3390/molecules201219753

www.ingramcontent.com/pod-product-compliance
Lightning Source LLC
LaVergne TN
LVHW031710230826
846093LV00022B/499

* 9 7 9 8 3 3 6 4 1 6 5 5 8 *